À propos des NCCN Guidelines for Patients®

NCCN National Comprehensive Cancer Network®

Saviez-vous que les meilleurs centres de lutte contre le cancer des États-Unis travaillent ensemble pour améliorer la prise en charge du cancer ? Cette alliance de centres de lutte contre le cancer de premier plan est appelée National Comprehensive Cancer Network® (NCCN®).

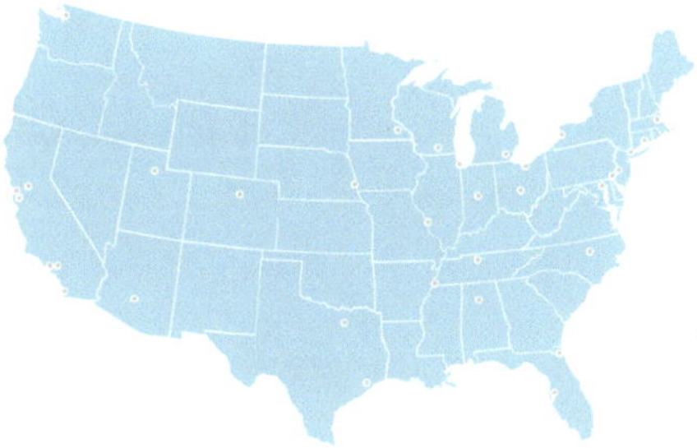

Les soins de cancérologiesont en constante évolution. Le NCCN élabore des recommandations en matière de prise en charge du cancer fondées sur des données probantes et utilisées par les prestataires de soins de santé du monde entier. Ces recommandations fréquemment mises à jour constituent es NCCN Clinical Practice Guidelines in Oncology (NCCN Guidelines®). Les NCCN Guidelines for Patients expliquent clairement ces recommandations de spécialistes pour les personnes atteintes d'un cancer et les aidants.

Ces NCCN Guidelines for Patients sont basées sur les NCCN Clinical Practice Guidelines in Oncology (NCCN Guidelines®) pour les néoplasmes utérins, version 1.2023 — 22 décembre 2022.

Consulter gratuitement en ligne les NCCN Guidelines for Patients
NCCN.org/patientguidelines

Trouver un centre de lutte contre le cancer du NCCN près de chez vous
NCCN.org/cancercenters

Retrouvez-nous sur les réseaux

Soutiens

Les NCCN Guidelines for Patients sont financées par la NCCN Foundation®

La NCCN Foundation tient à exprimer sa reconnaissance aux entreprises suivantes, qui ont contribué à la mise à disposition de ces NCCN Guidelines for Patients : Eisai, Inc. et GSK.

Le NCCN adapte, met à jour et héberge de manière indépendante les NCCN Guidelines for Patients. Les entreprises qui nous soutiennent ne participent pas à l'élaboration des NCCN Guidelines for Patients et ne sont pas responsables du contenu ni des recommandations émises.

Pour faire un don ou en savoir plus, visitez le site en ligne ou envoyez un e-mail à l'adresse suivante

NCCNFoundation.org/donate

PatientGuidelines@NCCN.org

Table des matières

La NCCN Foundation vise à soutenir les millions de patients touchés par un diagnostic de cancer ainsi que leurs proches, en finançant et en distribuant les NCCN Guidelines for Patients. La NCCN Foundation s'engage également à faire progresser le traitement contre le cancer en finançant les médecins prometteurs américains, qui sont au centre de l'innovation dans la recherche contre le cancer. Pour plus de détails et pour le catalogue complet des ressources destinées aux patients et aux aidants, rendez-vous sur NCCN.org/patients.

National Comprehensive Cancer Network (NCCN) / NCCN Foundation
3025 Chemical Road, Suite 100, Plymouth Meeting, PA 19462, États-Unis

1

Qu’est-ce qu’un cancer de l’utérus

Il existe deux types principaux de cancer de l'utérus. Le cancer de l'endomètre est fréquent et peut souvent être guéri grâce à un traitement. Le sarcome utérin est rare et peut être difficile à traiter. Ces deux maladies sont le plus souvent diagnostiquées après la ménopause. Le traitement le plus efficace du cancer de l'utérus est la chirurgie. Il est important que vous vous sentiez à l'aise avec les soins qui vous sont prodigués. Gardez à l'esprit votre liberté de choix en ce qui concerne votre traitement.

L'utérus

L'utérus, parfois appelé matrice, fait partie du système reproducteur. C'est là que le bébé grandit et se développe pendant la grossesse. L'utérus est un organe creux qui a normalement la taille et la forme d'une poire. Les autres parties de l'appareil reproducteur féminin sont les ovaires, les trompes de Fallope, le col de l'utérus et le vagin.

Il y a un ovaire et une trompe de Fallope de chaque côté de l'utérus. Les trompes de Fallope sont reliées à la partie supérieure de l'utérus. La partie inférieure de l'utérus est appelée le col de l'utérus. Le col de l'utérus relie l'utérus au vagin. Bien que le col de l'utérus fasse partie de l'utérus, le cancer du col de l'utérus est diagnostiqué et traité différemment du cancer de l'utérus. Ce guide ne traite pas du cancer du col de l'utérus.

L'appareil reproducteur féminin

L'utérus, le col de l'utérus, le vagin, les trompes de Fallope et les ovaires constituent l'appareil reproducteur féminin. L'utérus est l'endroit où le bébé grandit et se développe pendant la grossesse.

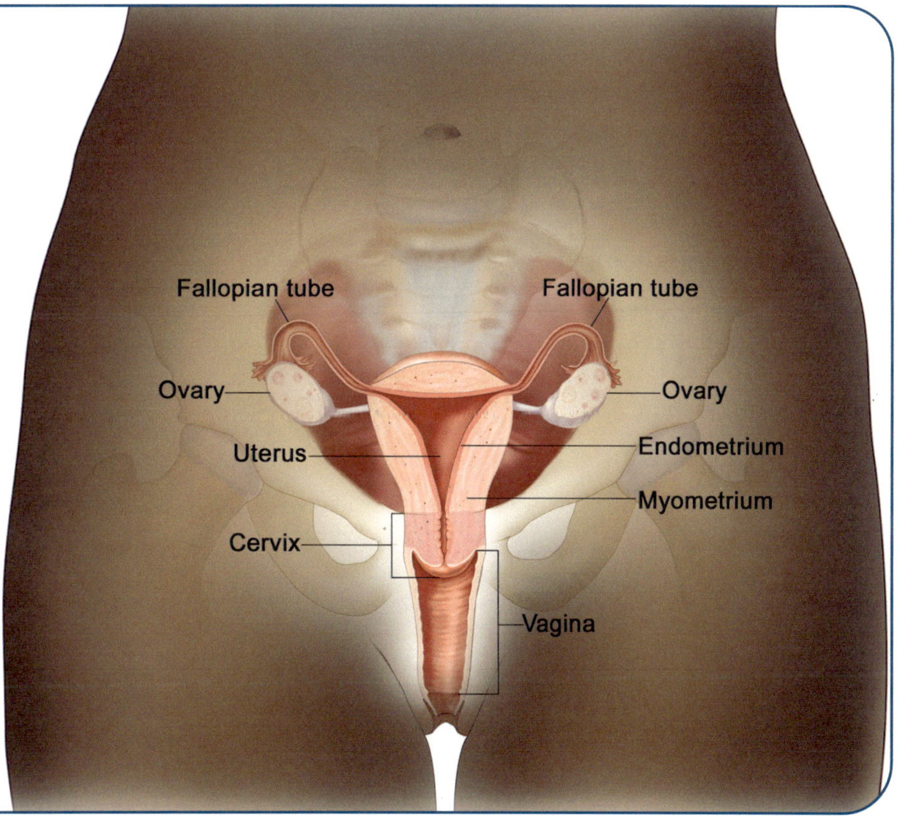

L'utérus est constitué de trois couches principales :

- L'endomètre est la fine couche de tissu qui tapisse l'intérieur de l'utérus.
- Le myomètre est la couche intermédiaire musculaire de la paroi utérine.
- Le périmètre, ou séreuse, est la fine paroi extérieure de l'utérus.

Aurais-je dû effectuer un test de détection du cancer de l'utérus ?

Non. Le fait de rechercher une maladie en l'absence de symptômes est appelé « dépistage ». Par exemple, le frottis cervical est utilisé pour le dépistage du cancer du col de l'utérus et la mammographie pour le dépistage du cancer du sein. Il n'existe actuellement aucun test de dépistage du cancer de l'endomètre ou du sarcome utérin.

Deux principaux types de cancer de l'utérus

Il existe deux principaux types de cancer qui se développent dans l'utérus :

- Carcinome de l'endomètre (cancer de l'endomètre)
- Sarcome utérin

Les différences entre ces types de cancer de l'utérus sont décrites ci-dessous.

Cancer de l'endomètre

Le cancer de l'endomètre est fréquent et est souvent découvert avant qu'il ne s'étende au-delà de l'utérus. Il est appelé cancer de l'endomètre parce qu'il se développe dans l'endomètre, qui est la paroi interne de l'utérus.

Le symptôme le plus courant du cancer de l'endomètre est un saignement vaginal anormal. Il s'agit souvent de saignements pendant ou après la ménopause. Les patientes préménopausées peuvent avoir des saignements menstruels (règles) anormalement longs et/ou abondants. Pour les patientes ménopausées, tout saignement vaginal est anormal et doit faire l'objet d'un examen pour s'assurer qu'il ne s'agit pas d'un signe de cancer.

Il existe différents types de cancer de l'endomètre. Le type le plus courant est appelé **cancer endométrioïde**. La plupart des informations sur le cancer de l'endomètre contenues dans cet ouvrage et ailleurs s'appliquent au cancer endométrioïde.

Il existe d'autres types de cancer de l'endomètre, moins fréquents. Ils se développent plus rapidement et sont plus difficiles à traiter. Ces cancers de l'endomètre à haut risque sont les suivants :

- Carcinome séreux
- Carcinome à cellules claires
- Carcinome indifférencié/dédifférencié
- Carcinosarcome, également connu sous le nom de tumeur müllérienne mixte maligne (MMMT)

Ces cancers étant plus agressifs, ils sont traités différemment de la plupart des cancers endométrioïdes. Ces types sont traités séparément dans la ***partie 4 : traitement du cancer de l'endomètre.***

Facteurs de risque

Lorsqu'un cancer est diagnostiqué, il est normal de se demander pourquoi il est apparu. Certains cancers sont héréditaires. Cela signifie qu'un risque plus élevé vous a été transmis par vos parents par le biais de vos gènes. Pour d'autres cancers, le mode de vie joue un rôle plus important que les gènes. Pour de nombreux types de cancer, ce sont à la fois les gènes et le mode de vie qui jouent un rôle dans leur apparition. Le terme médical pour désigner un élément qui augmente la probabilité de contracter une maladie est « facteur de risque ». Certains facteurs de risque du cancer de l'endomètre sont présentés dans l'illustration ci-dessous. Nombre d'entre eux sont liés à un excès d'œstrogènes dans l'organisme.

Facteurs de risque du cancer de l'endomètre

De nombreux facteurs de risque du cancer de l'endomètre sont liés à un excès d'œstrogènes dans l'organisme. L'obésité est un facteur de risque important car le tissu adipeux peut transformer les stéroïdes naturels en œstrogènes.

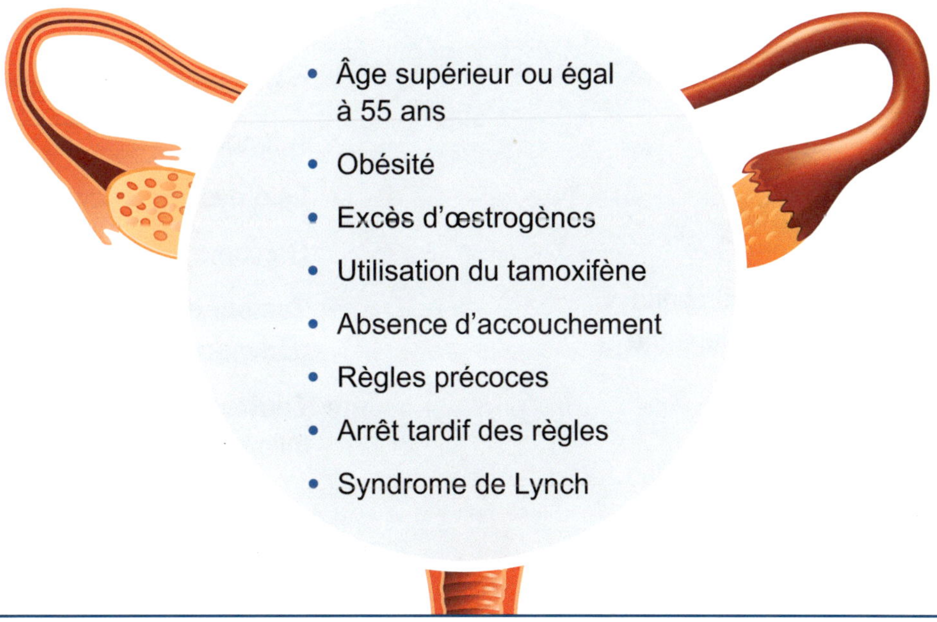

Sarcome utérin

Le sarcome utérin se développe dans les cellules du tissu conjonctif de l’utérus. Il se forme souvent dans la couche musculaire de l’utérus (le myomètre) ou dans les cellules du tissu conjonctif de l’endomètre. Les sarcomes utérins sont rares et peuvent être plus difficiles à traiter que le cancer de l’endomètre. Ils sont également connus sous le nom de tumeurs mésenchymateuses malignes. Comme pour le cancer de l’endomètre, il existe différents types de sarcomes utérins.

Ce guide traite des types de tumeur énumérés ci-dessous, ainsi que d’autres types de tumeurs.

- Sarcome stromal endométrial (ESS)
- Adénosarcome
- Léiomyosarcome utérin (uLMS)
- Sarcome utérin indifférencié (uUS)
- Tumeur des cellules épithélioïdes périvasculaires (PECome)
- Tumeur myofibroblastique inflammatoire (TMI)

Types de cancer de l’utérus

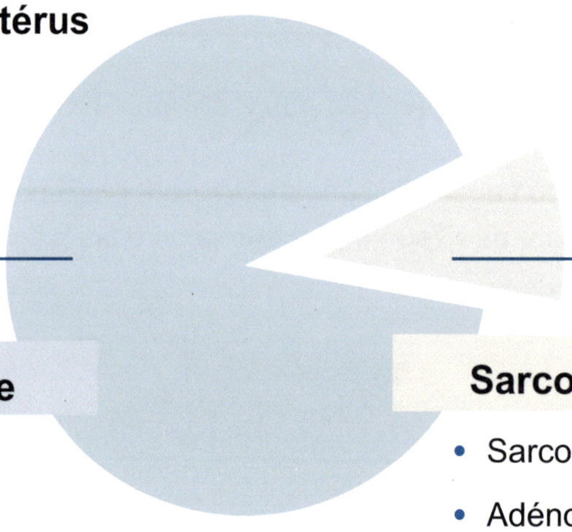

Cancer de l’endomètre

- Carcinome endométrioïde ***(le plus fréquent***)
- Carcinome séreux
- Carcinome à cellules claires
- Carcinosarcome, également connu sous le nom de tumeur müllérienne mixte maligne (MMMT)
- Carcinome indifférencié/dédifférencié

Sarcome utérin

- Sarcome stromal endométrial (ESS)
- Adénosarcome
- Léiomyosarcome utérin (uLMS)
- Sarcome utérin indifférencié (uUS)
- Tumeur des cellules épithélioïdes périvasculaires (PECome)
- Tumeur myofibroblastique inflammatoire (TMI)

Points clés

L'utérus

- L'utérus fait partie du système reproducteur. Un bébé grandit et se développe dans l'utérus pendant la grossesse.
- L'utérus est constitué de trois couches principales. De l'intérieur vers l'extérieur, les couches comprennent l'endomètre, le myomètre et le périmètre (séreuse).
- Il existe deux principaux types de cancer qui se développent dans l'utérus : le carcinome de l'endomètre et le sarcome utérin.

Créez une relation personnelle avec votre équipe soignante. Ayez confiance en leurs compétences et en leur dévouement pour vous aider ! Ils sont votre meilleur atout.

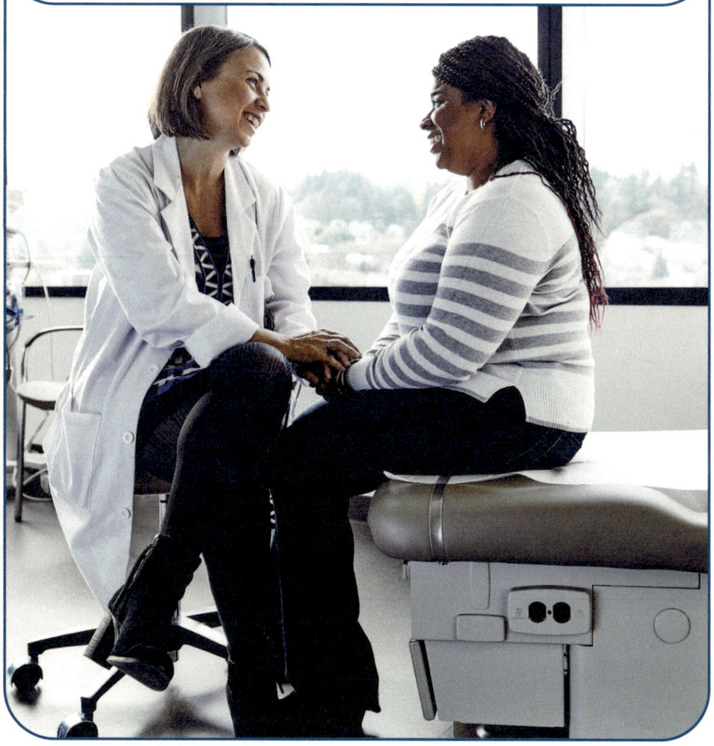

Cancer de l'endomètre

- Le cancer de l'endomètre est fréquent et souvent détecté à un stade précoce. Le symptôme le plus courant est un saignement vaginal anormal.
- Le cancer endométrioïde est le type le plus courant de tumeur de l'endomètre.
- Les cancers de l'endomètre à haut risque comprennent le carcinome séreux, le carcinome à cellules claires, le carcinome indifférencié/dédifférencié et le carcinosarcome.
- Ces types moins courants se développent plus rapidement et sont plus difficiles à traiter.

Sarcome utérin

- Le sarcome utérin se développe dans la paroi ou les muscles de l'utérus.
- Ce type de cancer de l'utérus est plus rare et plus agressif que le cancer de l'endomètre.
- Les sarcomes utérins sont souvent découverts après une hystérectomie.

2

Dépistage du cancer de l'utérus

Vos médecins établiront un plan de traitement adapté à vos besoins. Tout d'abord, ils devront recueillir des informations sur le cancer et sur votre état de santé général. Ce chapitre décrit les examens dont vous pourriez avoir besoin et les autres étapes nécessaires à l'élaboration de votre plan de traitement.

Si un cancer de l'utérus est suspecté ou confirmé, votre médecin procédera à un examen physique complet. Cela comprend souvent un examen pelvien pour vérifier la taille et la mobilité de l'utérus. Votre médecin voudra en savoir beaucoup sur votre santé passée et présente. Il vous interrogera également sur les symptômes qui pourraient être liés au cancer de l'utérus, tels que les saignements vaginaux.

Biopsie

Biopsie de l'endomètre

Si vous avez des saignements vaginaux ou d'autres symptômes possibles de cancer de l'utérus, une biopsie de l'endomètre est généralement effectuée. Cette opération peut généralement être effectuée dans le cabinet de votre gynécologue. La biopsie de l'endomètre consiste à prélever un échantillon de tissu de la muqueuse utérine (l'endomètre). Le tissu prélevé est examiné par un médecin spécialisé appelé pathologiste. Le pathologiste détermine le type et le sous-type du cancer, si possible. La biopsie de l'endomètre est beaucoup plus efficace pour diagnostiquer le cancer de l'endomètre que le sarcome utérin.

Biopsie du col de l'utérus

Si votre médecin pense que le cancer peut s'être propagé au col de l'utérus, vous subirez probablement une biopsie du col de l'utérus. Cette procédure est similaire à une biopsie de l'endomètre, mais les cellules sont prélevées sur le col de l'utérus et non sur l'endomètre.

Analyses de sang

Un hémogramme complet (HC) est un examen sanguin courant. Il fournit des informations sur le nombre de globules rouges, de globules blancs et de plaquettes dans un échantillon de sang. Les globules rouges transportent l'oxygène dans tout le corps. Les globules blancs combattent les infections. Les plaquettes aident à contrôler les saignements. Vos numérations sanguines peuvent être élevées ou faibles en raison d'un cancer ou d'autres problèmes.

Vous pouvez également effectuer une analyse de sang appelée un profil de chimie sanguine. Il mesure la quantité de certaines substances dans le sang, telles que les métabolites, les électrolytes, les graisses et les protéines. Ce test fournit des informations sur le fonctionnement des reins, du foie et d'autres organes.

Imagerie

Échographie

L'échographie utilise des ondes sonores pour réaliser des images de l'intérieur du corps. Elle permet de visualiser la taille, la forme et l'emplacement de l'utérus.

Deux types d'échographies peuvent être utilisés pour évaluer le cancer de l'utérus. Lors d'une échographie abdominale, un gel est appliqué sur votre ventre et votre bas-ventre (entre vos deux hanches). Le gel est utilisé pour rendre les images plus précises. Votre médecin ou manipulateur placera la sonde sur votre peau et la guidera d'avant en arrière dans le gel.

Pour une échographie endovaginale, la sonde sera insérée dans votre vagin. Cela peut aider votre médecin à voir plus clairement l'utérus et les zones voisines. Les échographies sont généralement indolores. Vous pouvez ressentir une certaine gêne lors de l'insertion de la sonde.

Radiographie du thorax

Si un cancer de l'endomètre est suspecté ou confirmé, vous pouvez effectuer une radiographie du thorax. L'objectif est de rechercher des signes de maladie à l'intérieur et autour de la poitrine. Les radiographies sont indolores et n'utilisent qu'une très faible quantité de radiations. Si des zones anormales ou suspectes sont découvertes, une tomodensitométrie (TDM) du thorax peut être demandée pour obtenir un meilleur aperçu. La TDM est décrite ci-après.

TDM

Il se peut que vous passiez une TDM du thorax, de l'abdomen et du bassin. Votre médecin recherche des signes de propagation du cancer dans ces zones, en particulier pour les tumeurs à haut risque.

La TDM est un type de radiographie plus détaillé. Elle prend de nombreuses photos sous différents angles. Un ordinateur combine les images pour créer des images en trois dimensions (3D).

La TDM est un type de radiographie plus détaillé. Elle est indolore et non invasive. La TDM permet de réaliser de nombreuses images sous différents angles. Un ordinateur combine les images pour créer des images en 3D.

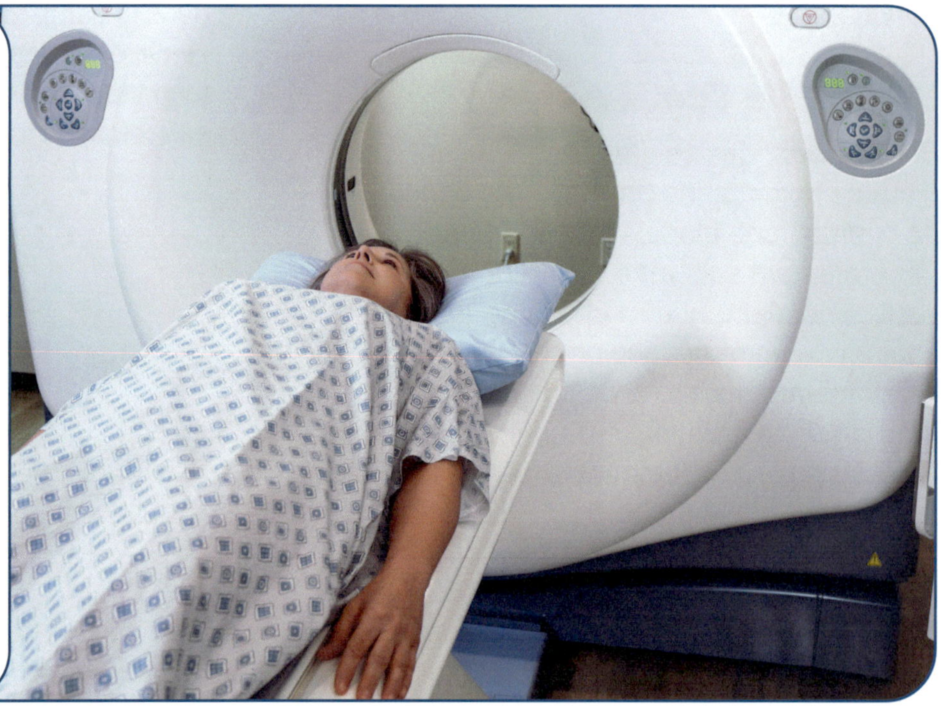

Pendant l'examen, vous serez allongée sur le ventre sur une table qui se déplace dans une grande machine ressemblant à un tunnel. Pour mieux voir, une substance appelée contraste peut être injectée dans vos veines. Il peut également vous être demandé de boire un liquide de contraste afin de mettre en évidence l'intestin, ce qui rend les images de la TDM plus claires. Le contraste peut provoquer des rougeurs ou de l'urticaire. Vous serez seule pendant l'examen, mais un manipulateur sera présent à proximité. Vous pourrez entendre le manipulateur et lui parler à tout moment. Il se peut que vous entendiez des bourdonnements ou des cliquetis pendant l'examen.

TEP/TDM

Si votre médecin soupçonne que le cancer s'est propagé au-delà du bassin (métastases), la TDM peut être associée à un autre examen d'imagerie appelé tomographie par émission de positons (TEP). La TEP utilise de petites quantités de matériaux radioactifs appelés radiotraceurs ou traceurs radioactifs. Environ une heure avant l'examen, on vous injectera un radiotraceur à base de sucre. Le radiotraceur émet une petite quantité d'énergie qui peut être perçue par l'appareil d'imagerie. Le cancer apparaît plus clair sur les photos parce que les cellules cancéreuses utilisent le sucre plus rapidement que les cellules normales.

IRM pelvienne

Vous pourrez effectuer une imagerie par résonance magnétique (IRM) du bassin. L'IRM permet de voir de près les tissus de l'utérus et du col de l'utérus. Une IRM peut montrer si le cancer s'est propagé au col de l'utérus ou à d'autres organes voisins. L'IRM utilise des champs magnétiques puissants et des ondes radio pour prendre des photos de zones à l'intérieur du corps. Elle est particulièrement efficace pour obtenir des images claires des zones de tissus mous. Contrairement à la TDM ou à la radiographie du thorax, l'IRM n'utilise pas de radiations. Informez votre médecin si vous craignez les espaces restreints.

L'IRM permet d'obtenir des images de zones à l'intérieur du corps sans utiliser de radiations. L'IRM permet de voir de près les tissus de l'utérus et du col de l'utérus. Informez votre équipe soignante si vous craignez les espaces clos.

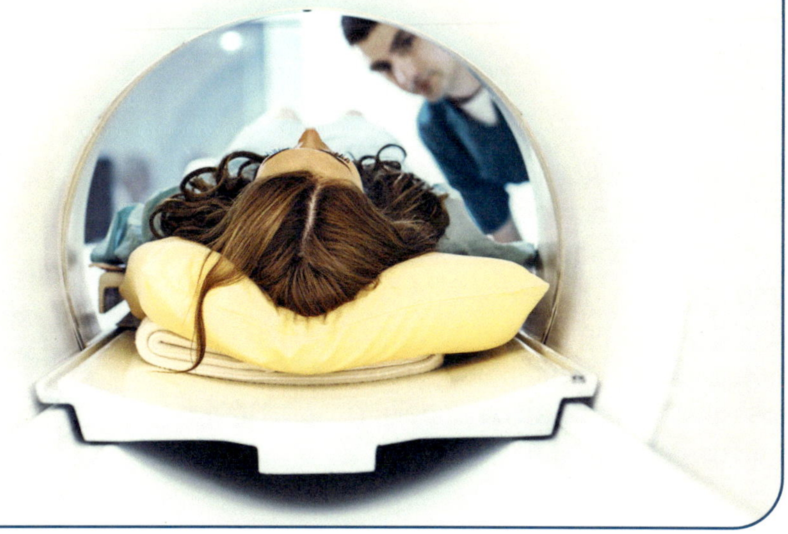

Antécédents familiaux et tests génétiques

La plupart des cancers de l'endomètre sont causés par des mutations aléatoires (non héréditaires) de l'ADN. Seuls 5 sur 100 environ sont dus à un risque héréditaire. Cependant, votre médecin voudra savoir si vous avez des antécédents familiaux de cancer ou d'autres maladies qui peuvent augmenter votre risque de cancer. Le syndrome de Lynch, également connu sous le nom de cancer colorectal héréditaire sans polypose (HNPCC), est un syndrome cancéreux héréditaire.

Le syndrome de Lynch est fortement lié au cancer colorectal, au cancer de l'endomètre, au cancer de l'ovaire et à d'autres cancers. Le cancer de l'endomètre tend à se déclarer 10 à 20 ans plus tôt chez les personnes atteintes du syndrome de Lynch que chez celles qui ne présentent pas de risque héréditaire. Le syndrome de Li-Fraumeni (LFS) est un autre syndrome héréditaire de risque de cancer. Les personnes atteintes d'un LFS ont un risque plus élevé de développer un sarcome utérin. Pour déterminer qui doit être testé pour le syndrome de Lynch, la tumeur est testée pour l'expression de la protéine de réparation des mésappariements (MMR).

Réparation des mésappariements (MMR)

Dans les cellules normales, un processus appelé MMR corrige les erreurs qui se produisent lorsque l'ADN se divise et fait une copie de lui-même. Si le système MMR d'une cellule ne fonctionne pas correctement, des erreurs s'accumulent et rendent l'ADN instable. C'est ce qu'on appelle l'instabilité des microsatellites (MSI).

Il existe deux types de tests de laboratoire pour ce biomarqueur. Selon la méthode utilisée, un résultat anormal est appelé instabilité microsatellitaire élevée (MSI-H) ou défaut de réparation des mésappariements (dMMR). Les tumeurs qui ne sont pas dMMR/MSI-H sont dites à microsatellites stables (MSS) ou pMMR (réparation des mésappariements fonctionnelle). **Le test MMR/MSI est recommandé pour toutes les personnes chez qui un cancer de l'endomètre a été diagnostiqué**, et peut être demandé pour les sarcomes utérins. Les tests sont effectués sur l'échantillon de biopsie ou sur la tumeur prélevée lors de l'intervention chirurgicale. Si le cancer est dMMR/MSI-H, vous pourrez également subir un test de dépistage du syndrome de Lynch.

Si la tumeur ne présente pas de résultats anormaux au test MMR mais que vous avez des antécédents familiaux importants de cancer de l'endomètre et/ou de cancer colorectal, un conseil génétique et un test de dépistage des mutations héréditaires (germinales) sont recommandés. Si vous êtes atteinte du syndrome de Lynch ou du LFS, vous serez surveillée étroitement et conseillée sur les moyens de réduire le risque de contracter d'autres cancers.

Tests sur le tissu tumoral

Tests des récepteurs hormonaux

Certaines cellules cancéreuses possèdent des protéines sur lesquelles les hormones œstrogènes et progestérone peuvent se fixer. Ces protéines sont appelées récepteurs. Une fois fixées, les hormones peuvent favoriser la croissance du cancer ou l'inhiber. Le fait de savoir si les cellules tumorales possèdent des récepteurs hormonaux peut influencer la planification du traitement.

Le test consiste à analyser un petit morceau de la tumeur en laboratoire. Si les cellules tumorales possèdent des récepteurs hormonaux, le cancer est dit « positif » aux récepteurs d'œstrogènes et/ou de progestérone Les tests des récepteurs hormonaux sont recommandés pour la plupart des sarcomes utérins et pour les cancers de l'endomètre récidivants ou avancés.

HER2

HER2 est une protéine présente à la surface des cellules. Certains cancers de l'endomètre présentent une trop grande quantité de protéine HER2. Le cancer se développe alors rapidement et se propage. Le test HER2 est recommandé pour certaines tumeurs endométriales à haut risque, avancées ou récidivantes.

Points clés

Biopsie

- Le cancer de l'endomètre est généralement diagnostiqué à l'aide d'une biopsie de l'endomètre. Il s'agit de prélever un échantillon de tissu de la muqueuse utérine (l'endomètre).
- La biopsie de l'endomètre permet généralement de diagnostiquer le cancer de l'endomètre, mais n'est pas aussi fiable pour diagnostiquer le sarcome utérin.

Autres tests

- Les autres tests effectués avant le traitement comprennent un examen physique, l'analyse des antécédents médicaux et des analyses de sang.
- Des examens d'imagerie peuvent également être recommandés, notamment une échographie, une radiographie du thorax, une tomodensitométrie, une IRM pelvienne et éventuellement une TEP/TDM.

Antécédents familiaux et tests génétiques

- La plupart des cancers de l'endomètre sont causés par des mutations aléatoires (non héréditaires) de l'ADN.
- Le syndrome de Lynch est un syndrome héréditaire fortement lié aux cancers colorectaux, endométriaux, ovariens et autres.
- Informez votre médecin si vous avez des antécédents familiaux de cancer ou d'autres maladies qui peuvent augmenter votre risque de cancer.
- Pour déterminer qui doit être testé pour le syndrome de Lynch, la tumeur est testée pour l'expression de la protéine de réparation des MMR.
- Le test MMR/MSI est recommandé pour toutes les personnes chez qui un cancer de l'endomètre a été diagnostiqué.

Tests sur le tissu tumoral

- Les tests des récepteurs hormonaux sont recommandés pour la plupart des sarcomes utérins et pour les cancers de l'endomètre avancés (stade III ou IV) ou récidivants.
- Les tests des récepteurs hormonaux sont réalisés après l'intervention chirurgicale à partir de la tumeur retirée.

3

Traitements du cancer de l’utérus

Ce chapitre décrit les principaux traitements du cancer de l'utérus. Vos options de traitement dépendront de votre aptitude à subir une intervention chirurgicale et d'autres facteurs.

Chirurgie

Lorsque cela est possible, la chirurgie est le traitement privilégié du cancer de l'utérus. La chirurgie la plus courante est l'hystérectomie totale et la salpingo-ovariectomie bilatérale (SOB). L'hystérectomie totale consiste à enlever l'utérus, y compris le col de l'utérus. Une SOB permet d'enlever les deux ovaires et les deux trompes de Fallope.

Être enceinte n'est pas possible après une hystérectomie. Un programme de préservation de la fertilité peut être envisagé si vous le souhaitez. De plus amples informations sur les programmes de préservation de la fertilité sont fournies dans la ***partie 4 : traitement du cancer de l'endomètre***.

Plus rarement, le cancer de l'utérus peut faire l'objet des interventions chirurgicales suivantes :

- **Hystérectomie radicale :** L'utérus, le col de l'utérus, une partie des tissus situés à côté du col de l'utérus et une partie du vagin sont enlevés.
- **Hystérectomie totale et salpingo-ovariectomie unilatérale (SOU) :** L'utérus, le col de l'utérus, un ovaire et une trompe de Fallope sont enlevés.
- **Hystérectomie totale et salpingectomie bilatérale (SB) :** L'utérus, le col de l'utérus et les deux trompes de Fallope sont enlevés. Les ovaires sont laissés dans le corps.

Hystérectomie totale et SOB

La chirurgie la plus couramment utilisée pour le cancer de l'utérus consiste à enlever l'utérus (y compris le col de l'utérus), les deux ovaires et les deux trompes de Fallope.

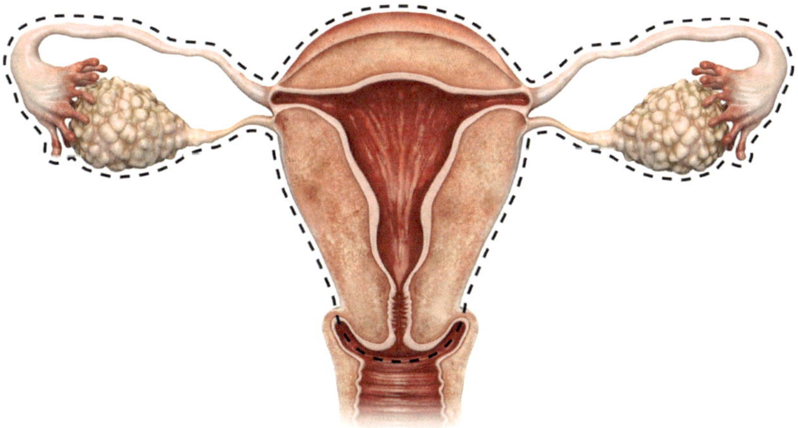

La chirurgie mini-invasive consiste à faire quelques petites incisions dans le corps pour réaliser l'opération. La chirurgie mini-invasive permet généralement de réduire la douleur et les cicatrices. En outre, le temps de convalescence est généralement plus court que lors d'une intervention chirurgicale nécessitant une plus grande incision de l'abdomen. La chirurgie mini-invasive peut être une option en fonction du type et de l'étendue du cancer de l'utérus.

Il arrive que la tumeur soit plus importante que prévu ou qu'elle s'étende à d'autres endroits. Dans ce cas, la réduction tumorale (debulking) peut être un traitement approprié.

Lors de la réduction tumorale, le chirurgien tente de retirer tout le cancer visible ou palpable. La réduction tumorale est considérée comme réussie si toute la tumeur est enlevée, ou si toute la tumeur est enlevée à l'exception d'implants mesurant jusqu'à 1 cm (ablation optimale).

Lorsqu'elle est sûre, la réduction tumorale est une bonne idée pour le cancer de l'endomètre, car elle peut permettre à d'autres traitements d'avoir de meilleures chances de tuer les cellules tumorales restantes.

Stadification chirurgicale

Au cours de l'opération, votre chirurgien examinera de très près les tissus et les organes les plus proches du bassin pour y déceler des signes de cancer et prélèvera des échantillons de toute zone suspecte pour les soumettre à des tests.

Votre chirurgien peut mettre du liquide dans l'espace ouvert de votre abdomen et le retirer pour voir s'il contient des cellules cancéreuses. Cette procédure est appelée lavage péritonéal. Les ganglions lymphatiques sont souvent prélevés et soumis à des tests de dépistage du cancer. Cela peut se faire par une procédure appelée biopsie du ganglion sentinelle.

Les informations obtenues de première main pendant l'opération sont utilisées, avec les tests effectués avant l'opération, pour déterminer le stade (l'étendue) du cancer. Ce processus est appelé stadification chirurgicale. Le stade du cancer aide vos médecins à décider si vous avez besoin d'un traitement supplémentaire après la chirurgie.

Deux systèmes sont utilisés pour déterminer le stade du cancer de l'utérus : le système de la Fédération internationale de gynécologie et d'obstétrique (FIGO) et le système TNM (tumeur, ganglions, métastases) de l'American Joint Committee on Cancer (AJCC). Les deux systèmes utilisent les informations clés suivantes sur votre cancer pour lui attribuer un stade :

- La taille ou l'étendue/profondeur de la tumeur
- Si des ganglions lymphatiques sont cancéreux
- Si le cancer s'est propagé à d'autres parties de votre corps (métastases)

Le cancer de l'endomètre et le sarcome utérin se caractérisent par quatre stades principaux. Ces stades sont décrits plus en détail ci-dessous. En général, les personnes dont le cancer est à un stade plus précoce ont de meilleurs résultats, mais ce n'est pas toujours le cas. Certaines personnes obtiendront de meilleurs résultats que ceux escomptés pour leur stade, d'autres de moins bons résultats.

Stades du cancer de l'endomètre

Le système de stadification FIGO distingue quatre stades principaux de cancer de l'endomètre : I, II, III et IV. Certains stades sont divisés en sous-stades qui comportent des lettres et éventuellement un numéro. Par exemple, le stade IIIB et le stade IIIC2. Les stades sont présentés dans les illustrations des pages suivantes.

Cancer de l'endomètre au stade I

La tumeur se trouve dans le corps principal de l'utérus. Elle ne s'est pas développée dans le col de l'utérus.

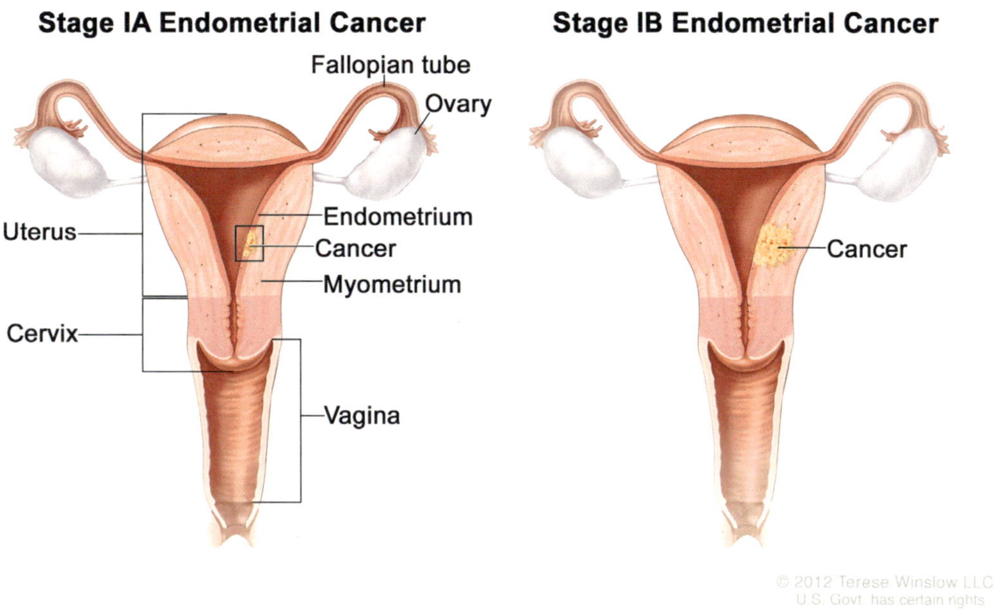

Cancer de l'endomètre au stade II

La tumeur s'est développée dans le col de l'utérus.

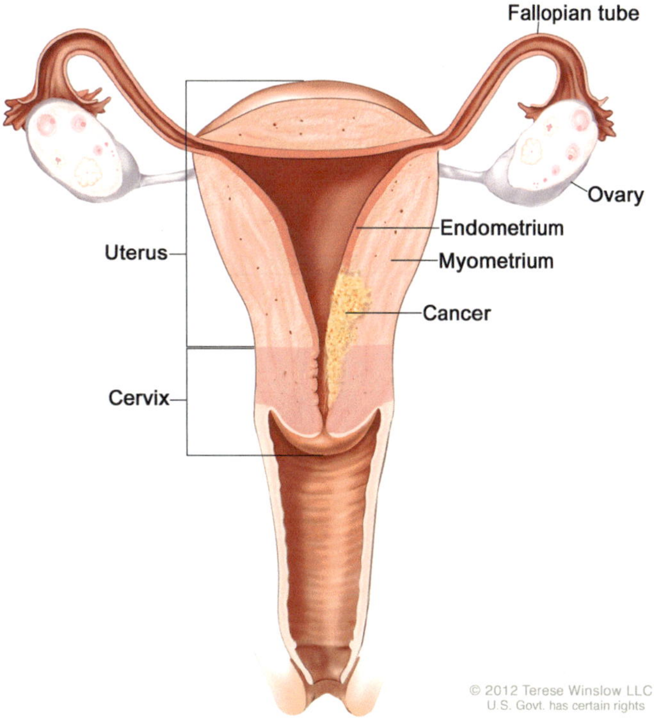

Cancer de l'endomètre au stade IIIA

La tumeur s'est développée dans la couche externe de l'utérus, des ovaires ou des trompes de Fallope.

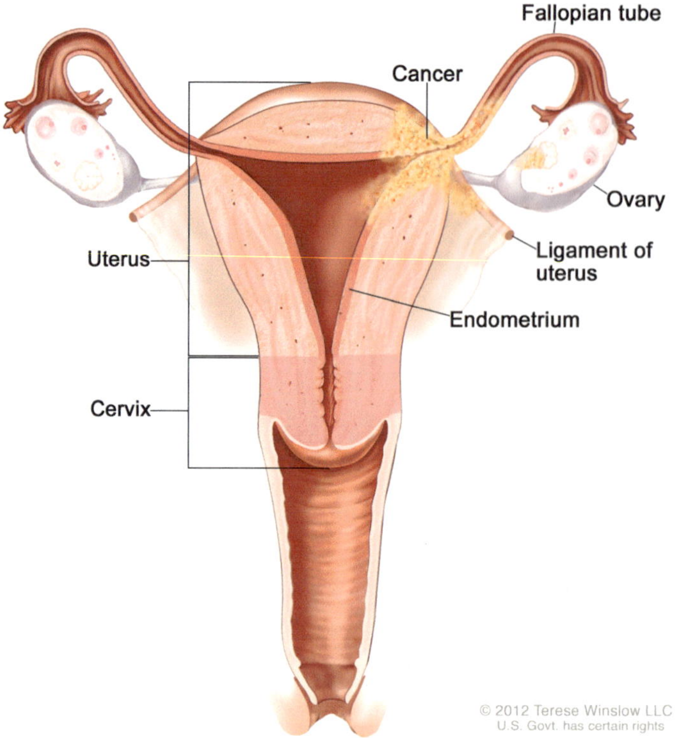

Cancer de l'endomètre au stade IIIB

Le cancer est présent dans le vagin ou dans la graisse et le tissu conjonctif autour de l'utérus.

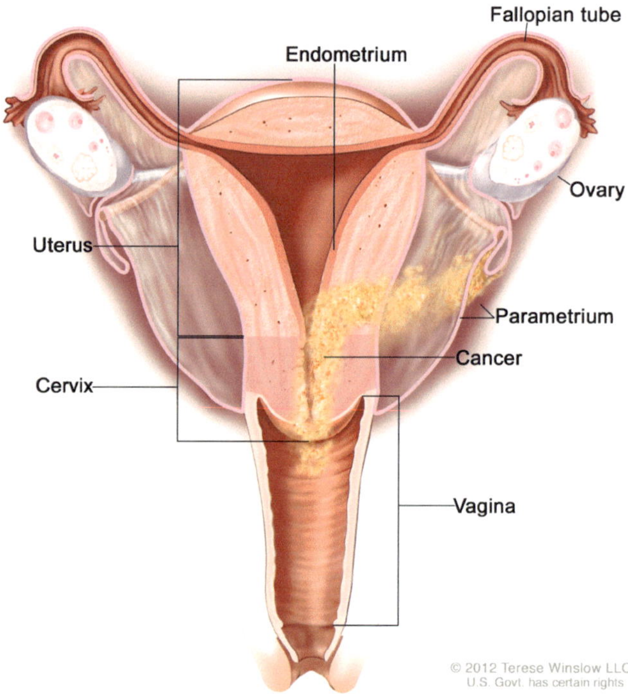

Cancer de l'endomètre au stade IIIC

Le cancer est présent dans les ganglions lymphatiques les plus proches de l'utérus, appelés ganglions lymphatiques pelviens (stade IIIC1) ou dans les ganglions lymphatiques situés près du bas de la colonne vertébrale, appelés ganglions lymphatiques para-aortiques (stade IIIC2).

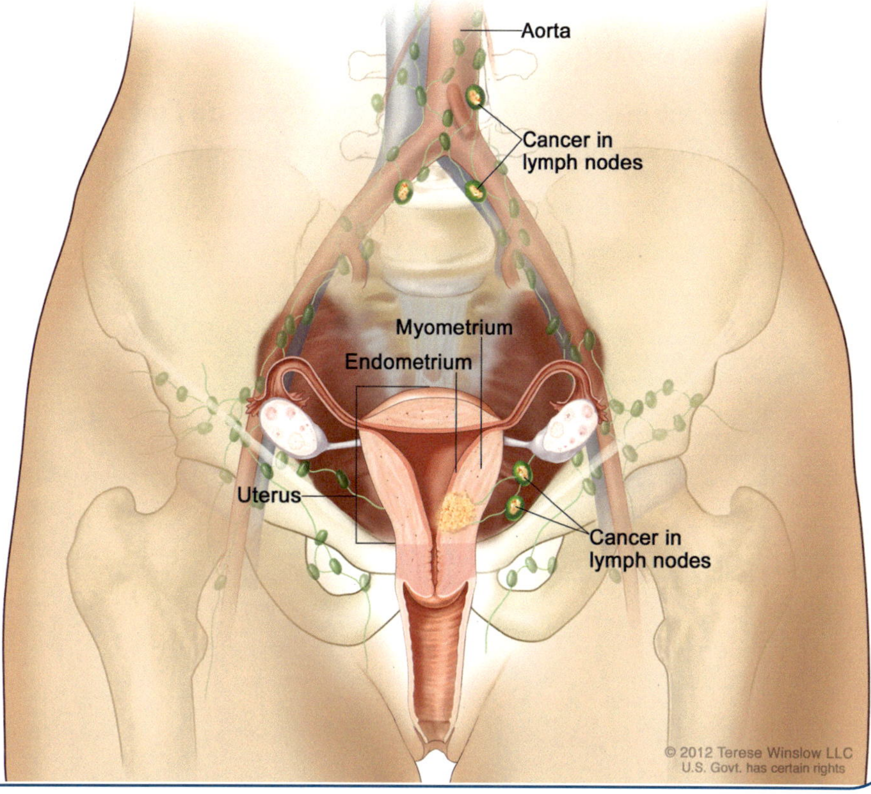

Cancer de l'endomètre au stade IVA

Le cancer s'est propagé à la paroi de la vessie ou des intestins.

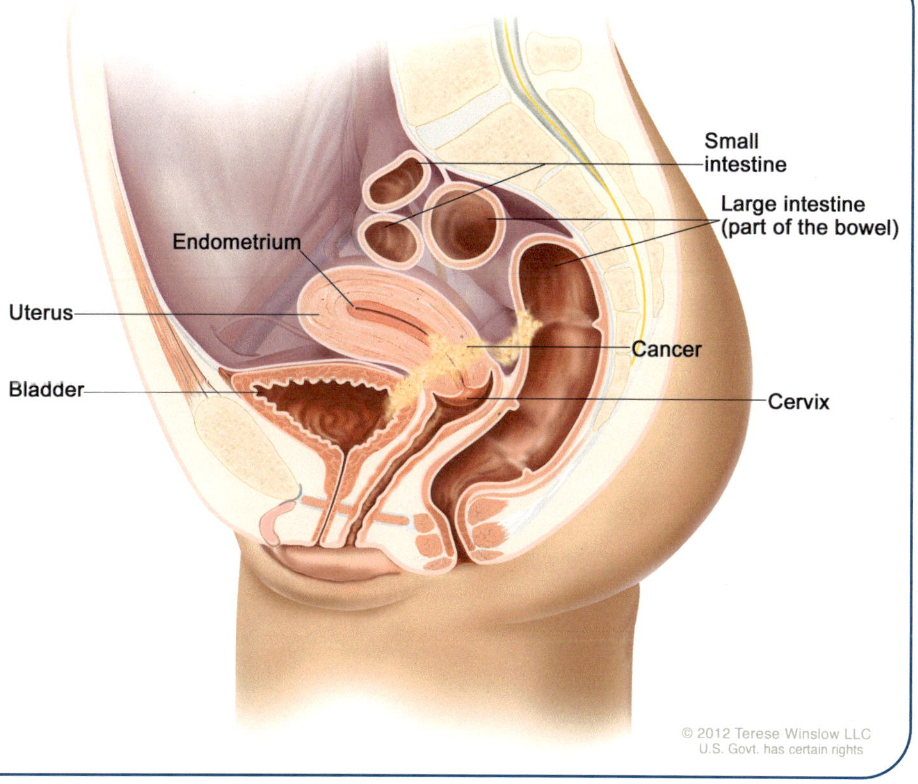

Cancer de l'endomètre au stade IVB

Le cancer s'est propagé à des zones éloignées de l'utérus, telles que l'abdomen, les os ou les poumons. L'abdomen comprend le pancréas, l'estomac, les intestins, le foie et la vésicule biliaire.

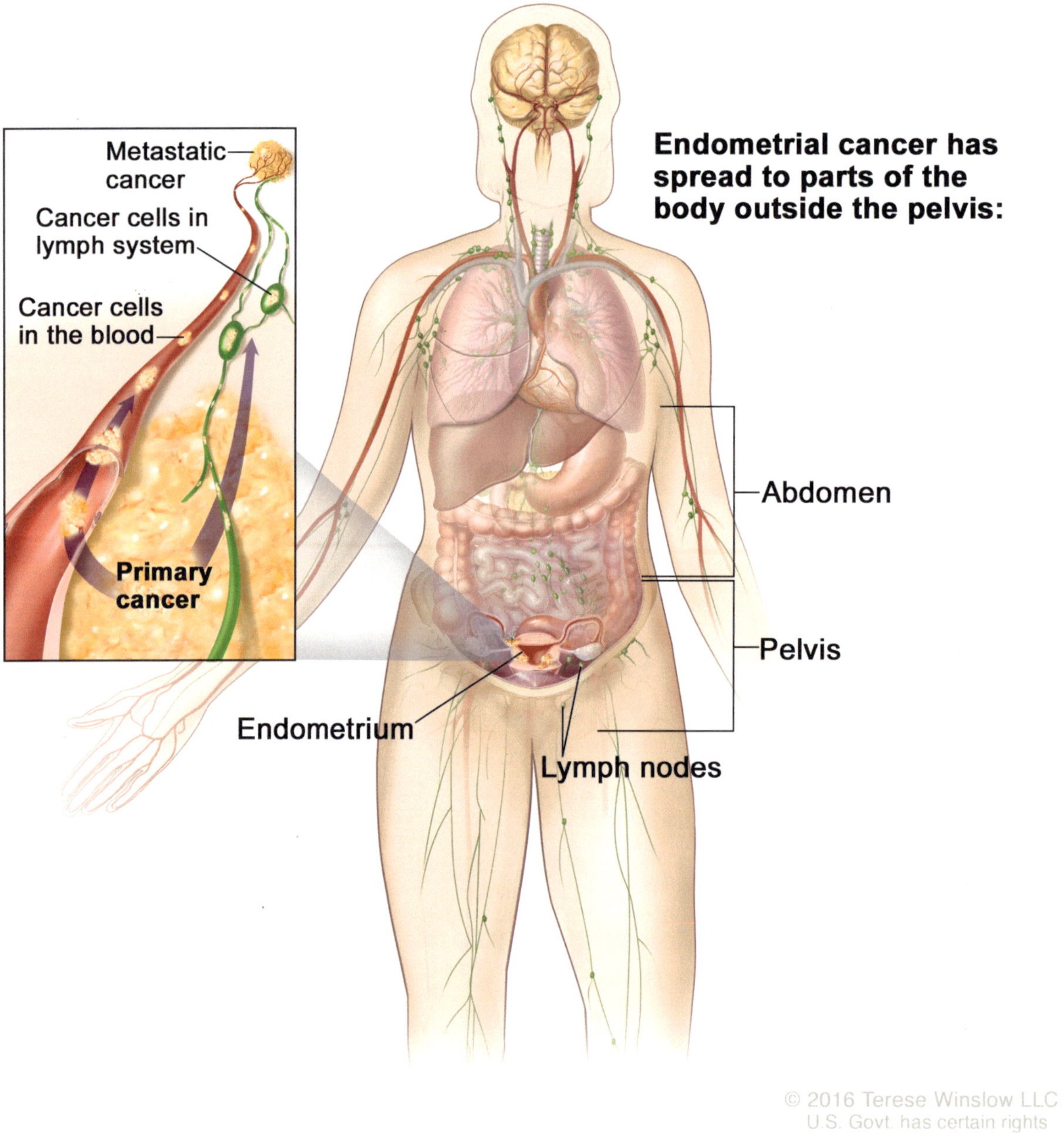

Stades du sarcome utérin

Le système de stadification FIGO distingue quatre stades principaux de sarcome utérin : I, II, III et IV. Tous les stades sont décomposés en sous-stades lettrés. **Reportez-vous au Guide 1.**

Guide 1
Stades du léiomyosarcome (LMS), du sarcome stromal endométrial (ESS) et de l'adénosarcome

Stade I - La tumeur est petite et se trouve uniquement dans l'utérus.	
IA	**Pour LMS et ESS :** La tumeur mesure 5 centimètres (environ 2 pouces) ou moins. **Pour l'adénosarcome :** La tumeur se trouve uniquement dans l'endomètre.
IB	**Pour LMS et ESS :** La tumeur mesure plus de 5 centimètres. **Pour l'adénosarcome :** La tumeur a atteint moins de la moitié du myomètre.
IC	**Adénosarcome :** La tumeur a atteint plus de la moitié du myomètre.
Stade II - La tumeur s'est propagée au-delà de l'utérus, mais se trouve toujours dans le bassin.	
IIA	La tumeur s'est développée dans les ovaires ou les trompes de Fallope.
IIB	La tumeur s'est également développée dans d'autres tissus du bassin.
Stade III - Le cancer est présent dans l'abdomen et éventuellement dans les ganglions lymphatiques avoisinants.	
IIIA	La tumeur s'est développée dans une zone de l'abdomen.
IIIB	La tumeur s'est développée dans deux zones de l'abdomen.
IIIC	Le cancer est présent dans les ganglions lymphatiques avoisinants.
Stade IV - Le cancer est présent dans la vessie ou le rectum et éventuellement dans des zones éloignées de l'utérus.	
IVA	La tumeur s'est développée dans la vessie ou le rectum.
IVB	Le cancer s'est propagé à des zones éloignées de l'utérus, comme les poumons.

Radiothérapie

La radiothérapie utilise des ondes à haute énergie semblables aux rayons X pour tuer les cellules cancéreuses. Il s'agit d'un traitement couramment utilisé pour le cancer de l'endomètre et le sarcome utérin. Les types de radiothérapie pouvant être utilisés pour traiter le cancer de l'utérus sont décrits ci-dessous. Il se peut que vous soyez traitée avec plusieurs types.

Radiothérapie externe

Dans le cadre de la radiothérapie externe (RTE), un gros appareil dirige le rayonnement vers le site du cancer. Le rayonnement traverse la peau et d'autres tissus pour atteindre la tumeur. La RTE est administrée en petites doses, appelées fractions. Pour le traitement du cancer de l'utérus, la RTE est généralement administrée 5 jours par semaine pendant 5 à 6 semaines.

Une séance de planification, appelée simulation, est nécessaire avant le début du traitement. Vous serez d'abord placée en position de traitement. On vous demandera de vous allonger sur le dos et de rester immobile. Il se peut que l'on vous équipe d'un accessoire pour vous aider à rester immobile pendant les séances d'irradiation. Des images des foyers de cancer seront obtenues par TDM. À l'aide des images de la TDM et d'un logiciel sophistiqué, votre radio-oncologue établira un plan de traitement pour diriger les faisceaux de rayonnement vers la tumeur et les ganglions lymphatiques avoisinants. Le plan décrira la meilleure dose de radiation pour vous, ainsi que le nombre de séances dont vous aurez besoin.

Pendant le traitement, vous serez allongée sur une table comme pour la simulation. Des dispositifs peuvent être utilisés pour vous empêcher de bouger. Cela permet de mieux cibler la tumeur. Des marques d'encre sur votre peau aideront à positionner votre corps avec précision pour les traitements quotidiens. Vous serez seule dans la salle de traitement. Un manipulateur fera fonctionner la machine depuis une pièce voisine. Le manipulateur

Radiothérapie externe (RTE)

Une grosse machine dirige le rayonnement sur la tumeur, à travers la peau et d'autres tissus.

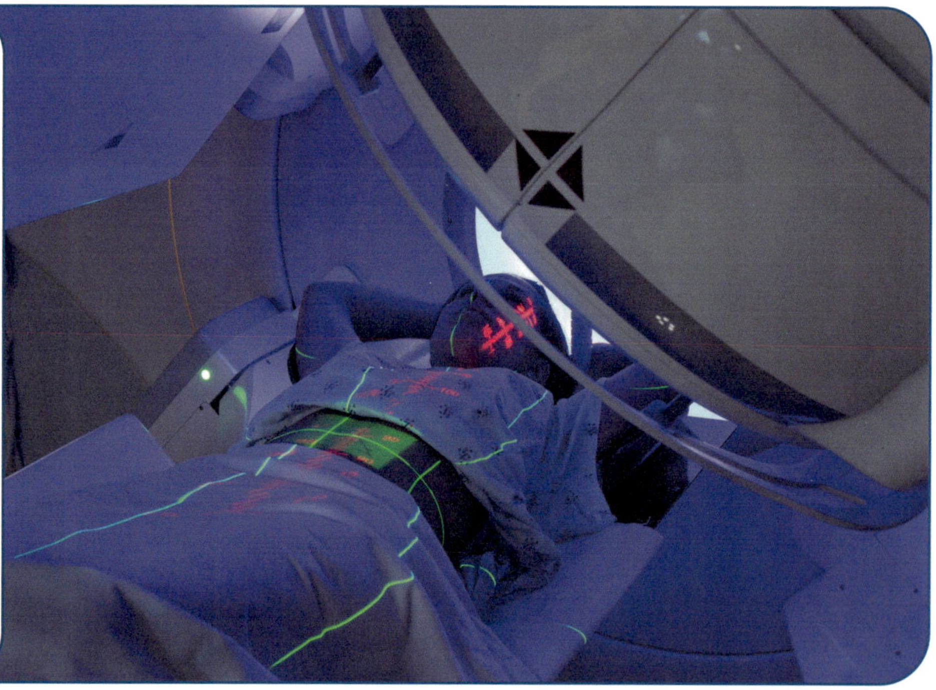

doit pouvoir vous voir, vous entendre et vous parler à tout moment. Pendant le traitement, il se peut que vous entendiez des bruits. Vous ne verrez pas, n'entendrez pas et ne sentirez pas le rayonnement. Une séance dure environ 20 minutes et le faisceau est allumé pendant environ deux minutes.

RCMI

Un type avancé de RTE appelé radiothérapie conformationnelle avec modulation d'intensité (RCMI) peut être utilisé pour traiter le cancer de l'utérus. La RCMI utilise plusieurs petits faisceaux de différentes puissances. Cela permet de cibler une forte dose de rayonnement sur la tumeur tout en limitant l'irradiation des tissus normaux environnants. Avec la RCMI, il est possible de réduire l'irradiation des organes et structures importants situés à proximité, tels que l'intestin et la vessie. Cela peut contribuer à réduire les effets indésirables liés au traitement.

SBRT

La radiothérapie corporelle stéréotaxique (SBRT) est un type hautement spécialisé de RTE. Elle peut être utilisée pour traiter un cancer de l'endomètre qui s'est propagé au foie, aux poumons ou aux os. De fortes doses de radiations sont délivrées au(x) site(s) métastatique(s) à l'aide de faisceaux très précis. La SBRT est généralement administrée en 5 séances ou moins.

Radiochirurgie stéréotaxique (SRS)

La SRS est un type de radiothérapie non chirurgicale et très précise. Elle peut être utilisée pour traiter de petites tumeurs du cerveau ou de la colonne vertébrale.

Effets indésirables

Les effets indésirables courants sur le site de traitement pendant les 5 à 6 semaines de radiothérapie externe sont l'irritation, la sensibilité et la rougeur de la peau. Les autres effets indésirables à court terme de la radiothérapie sont la fatigue, la diarrhée, les mictions fréquentes ou les douleurs en urinant, et les nausées. La plupart d'entre eux diminuent avec le temps lorsque le traitement est terminé. Les effets indésirables de la radiothérapie peuvent ne pas être ressentis immédiatement. Ils peuvent apparaître et s'aggraver plus tard dans le cycle ou même après sa fin.

La radiothérapie du cancer de l'utérus peut également avoir des effets indésirables à long terme, possiblement graves, sur la fertilité, la santé sexuelle et les fonctions intestinales et vésicales. Reportez-vous à la ***partie 6 : survie*** pour des informations sur les moyens de prévenir, de limiter ou de gérer ces effets.

Curiethérapie

Un autre type de radiothérapie utilisé pour le cancer de l'utérus est la curiethérapie, ou radiothérapie interne. Elle est dite interne parce que le matériau radioactif anticancéreux est placé à l'intérieur du corps, soit directement dans la tumeur, soit à proximité de celle-ci. Des tubes creux sont placés dans le vagin ou l'utérus et un grain de radiation est envoyé dans la région de la tumeur. Cette opération peut être répétée plusieurs fois afin d'obtenir une dose sûre.

Traitement systémique

Le traitement systémique est un traitement par des substances qui circulent dans le sang, atteignant et affectant les cellules dans tout le corps. Les types de traitement systémique comprennent la chimiothérapie, le traitement ciblé, l'immunothérapie et le traitement endocrinien.

Chimiothérapie, traitement ciblé et immunothérapie

La chimiothérapie est le type de traitement systémique le plus couramment utilisé pour le cancer de l'utérus. Il arrête la croissance des cellules cancéreuses, soit en les tuant, soit en les empêchant de se diviser. La plupart des médicaments de chimiothérapie sont administrés par perfusion. Cela signifie qu'il s'agit de liquides lentement injectés dans la circulation sanguine par une veine.

Le traitement ciblé et l'immunothérapie sont des types plus récents de traitement systémique. Ils peuvent constituer des options thérapeutiques pour les cancers de l'utérus qui ne répondent pas à la chimiothérapie, qui réapparaissent après un traitement par chimiothérapie (récidive) ou qui se propagent au-delà du bassin (métastases). Contrairement à la chimiothérapie, le traitement ciblé et l'immunothérapie sont plus efficaces pour traiter les cancers présentant des caractéristiques spécifiques, appelées biomarqueurs.

La chimiothérapie, le traitement ciblé et l'immunothérapie peuvent tuer les cellules saines en plus des cellules cancéreuses. Les dommages causés aux cellules saines entraînent des effets indésirables potentiellement graves, tels que la perte de cheveux, les lésions cutanées et les plaies buccales.

Ces types de traitement systémique sont souvent administrés par cycles de jours de traitement suivis de jours de repos. Cela permet à l'organisme de récupérer avant le cycle suivant. Par exemple, vous pouvez recevoir une chimiothérapie tous les jours pendant 1 semaine, suivie de 3 semaines sans chimiothérapie. Ces 4 semaines constituent un cycle. La durée des cycles varie en fonction des médicaments utilisés.

Traitement endocrinien

Les œstrogènes et la progestérone sont des hormones. Elles peuvent affecter la croissance des cellules cancéreuses dans l'utérus. Le traitement endocrinien est un type de traitement du cancer qui modifie les niveaux de certaines hormones dans le corps. Ce n'est pas la même chose que le traitement hormonal qui peut être utilisé pour gérer les symptômes de la ménopause, appelé traitement hormonal substitutif (THS).

Les types de traitement endocrinien qui peuvent être utilisés pour le cancer de l'utérus sont décrits ci-dessous.

Les **progestatifs** sont des versions fabriquées en laboratoire de l'hormone progestérone. Ils contribuent à ralentir la croissance des cellules cancéreuses de l'endomètre. Les progestatifs utilisés pour traiter certains cancers de l'utérus sont les suivants :

- Acétate de médroxyprogestérone (Provera) - par voie orale
- Acétate de mégestrol - par voie orale
- Lévonorgestrel (Mirena) - dispositif intra-utérin (DIU) libérant un progestatif

Les **inhibiteurs de l'aromatase** sont des médicaments administrés par voie orale. Ils peuvent empêcher la production d'œstrogènes par les tissus adipeux de l'organisme. Par conséquent, la quantité globale d'œstrogènes dans l'organisme est réduite. Les inhibiteurs de l'aromatase comprennent :

- Anastrozole (Arimidex)
- Létrozole (Femara)
- Exémestane (Aromasin)

Le **tamoxifène** est un médicament utilisé pour réduire la quantité d'œstrogènes dans le corps. Il est pris par voie orale. Le tamoxifène n'est pas utilisé pour le sarcome utérin.

Le **fulvestrant** (Faslodex) bloque les récepteurs d'œstrogènes qui peuvent provoquer la croissance des cellules cancéreuses. Le fulvestrant est administré par injection (piqûre).

Les **agonistes de l'hormone de libération des gonadotrophines (GnRH)** agissent en abaissant les niveaux d'œstrogènes chez les personnes dont les ovaires fonctionnent.

Effets indésirables

Le traitement endocrinien peut entraîner des effets indésirables. Les symptômes de la ménopause sont fréquents. Ces symptômes comprennent des bouffées de chaleur, des changements d'humeur, une sécheresse vaginale, des troubles du sommeil et des sueurs nocturnes. D'autres effets indésirables courants du traitement endocrinien sont les pertes vaginales, la prise de poids, le gonflement des mains et des pieds, la fatigue et la baisse du désir sexuel. Les caillots sanguins sont un effet indésirable rare mais grave du tamoxifène. Les inhibiteurs de l'aromatase peuvent affaiblir les os et provoquer des douleurs articulaires et musculaires.

Demandez à votre équipe de traitement une liste complète des effets indésirables courants et rares de chaque traitement systémique que vous recevez.

Essais cliniques

Un essai clinique est un type d'étude de recherche médicale. Après avoir été développées et testées en laboratoire, les nouvelles méthodes potentielles de lutte contre le cancer doivent être étudiées sur des patients. S'il s'avère sûr et efficace lors d'un essai clinique, un médicament, un dispositif ou une approche thérapeutique peut être approuvé par le secrétariat des États-Unis aux produits alimentaires et pharmaceutiques, la Food and Drug Administration (FDA).

Toute personne atteinte d'un cancer doit examiner attentivement toutes les options de traitement disponibles pour son type de cancer, y compris les traitements standard et les essais cliniques. Demandez à votre médecin si un essai clinique peut être utile dans votre cas.

Phases

La plupart des essais cliniques sur le cancer sont axés sur le traitement. Les essais de traitement se déroulent en plusieurs phases.

- Les essais de **phase I** étudient l'innocuité et les effets indésirables d'un médicament expérimental ou d'une approche thérapeutique. Ils recherchent également les premiers signes indiquant que le médicament ou l'approche est utile.
- Les essais de **phase II** étudient l'efficacité du médicament ou de l'approche contre un type spécifique de cancer.
- Les essais de **phase III** testent le médicament ou l'approche par rapport à un traitement standard. Si les résultats sont bons, il peut être approuvé par la FDA.
- Les essais de phase IV étudient l'innocuité et les bénéfices à long terme d'un traitement approuvé par la FDA.

Qui peut participer ?

Chaque essai clinique comporte des règles d'admission, appelées critères d'éligibilité. Ces règles peuvent porter sur l'âge, le type et le stade du cancer, les antécédents de traitement ou l'état de santé général. Ces exigences permettent de s'assurer que les participants sont semblables sur certains points et que l'essai est aussi sûr que possible pour les participants.

Consentement éclairé

Les essais cliniques sont gérés par un groupe d'experts appelé équipe de recherche. L'équipe de recherche examine avec vous les détails de l'étude, y compris son objectif et les risques et avantages de votre participation. Toutes ces informations sont également fournies dans un formulaire de consentement éclairé. Lisez attentivement le formulaire et posez des questions avant de le signer. Prenez le temps d'en discuter avec votre famille, vos amis ou d'autres personnes de confiance. N'oubliez pas que vous pouvez quitter l'essai clinique et chercher un traitement en dehors de celui-ci à tout moment.

Lancez le sujet

N'attendez pas que votre médecin vous parle des essais cliniques. Lancez le sujet et renseignez-vous sur toutes les options de traitement. Si vous trouvez une étude à laquelle vous pourriez être éligible, demandez à votre équipe thérapeutique si vous remplissez les conditions requises. Essayez de ne pas vous décourager si vous ne pouvez pas y participer. De nouveaux essais cliniques sont disponibles régulièrement.

Trouver un essai clinique

Aux États-Unis

GOG Foundation
gog.org

Centres de lutte contre le cancer du NCCN
NCCN.org/cancercenters

The National Cancer Institute (NCI)
cancer.gov/about-cancer/treatment/clinical-trials/search

NRG Oncologie
nrgoncology.org

Hors États-Unis

The U.S. National Library of Medicine (NLM)
clinicaltrials.gov

Besoin d'aide pour trouver un essai clinique ?

Service d'information sur le cancer (CIS) du NCI
+1.800.4.CANCER (+1.800.422.6237)
cancer.gov/contact

Questions fréquemment posées

Les essais cliniques font l'objet de nombreux mythes et idées reçues. De nombreuses personnes atteintes de cancer ne comprennent pas bien les avantages et les risques.

Vais-je recevoir un placebo ?
Les placebos (versions inactives de vrais médicaments) ne sont presque jamais utilisés seuls dans les essais cliniques sur le cancer. Il est courant de recevoir soit un placebo avec un traitement standard, soit un nouveau médicament avec un traitement standard. Si un placebo fait partie d'un essai clinique, vous en serez informée, verbalement et par écrit, avant votre participation.

Dois-je payer pour participer à un essai clinique ?
Rarement. Cela dépend de l'étude, de votre assurance maladie et de l'État dans lequel vous vivez. Votre équipe de traitement et l'équipe de recherche peuvent vous aider à déterminer si vous êtes responsable des coûts.

Points clés

Chirurgie et stadification

- L'hystérectomie totale avec salpingo-ovariectomie bilatérale (SOB) est l'intervention chirurgicale la plus courante pour le cancer de l'utérus.
- Les résultats de la chirurgie et des tests sont utilisés pour déterminer le stade du cancer. C'est ce qu'on appelle la stadification chirurgicale.
- Le stade décrit la quantité de cancer présente dans le corps et l'endroit où il s'est propagé.
- Le cancer de l'endomètre et le sarcome utérin sont stadifiés différemment. Chaque type comporte quatre stades principaux.

Radiothérapie

- La radiothérapie utilise des rayonnements à haute énergie pour tuer les cellules cancéreuses ou empêcher la formation de nouvelles cellules cancéreuses.
- La radiothérapie externe (RTE) et la curiethérapie vaginale sont couramment utilisées pour traiter le cancer de l'utérus.

Traitement systémique

- Le traitement systémique est un traitement par des substances qui circulent dans le sang, atteignant et affectant les cellules dans tout le corps.
- La chimiothérapie, le traitement endocrinien, le traitement ciblé et l'immunothérapie sont des types de traitement systémique.

Essais cliniques

- Les essais cliniques permettent aux patients d'avoir accès à des tests et des traitements expérimentaux qui pourraient, à terme, être approuvés par la FDA.

4

Traitement du cancer de l'endomètre

Ce chapitre présente les options thérapeutiques recommandées pour le cancer de l'endomètre. Le traitement du type le plus courant de tumeur de l'endomètre (endométrioïde) est abordé en premier lieu, suivi du traitement des types à haut risque.

Avant de commencer le traitement, il est important de savoir si le cancer s'est propagé. La propagation du cancer (et son étendue) détermine la manière dont il sera traité. Il existe trois possibilités principales :

- Le cancer se trouve uniquement dans la partie principale de l'utérus (et non dans le col de l'utérus).
- Le cancer s'est développé dans le col de l'utérus.
- Le cancer s'est propagé au-delà de l'utérus dans d'autres parties du corps.

Le traitement de chacun de ces scénarios est abordé ci-après.

Cancer endométrioïde

Le cancer n'est présent que dans l'utérus

Le cancer de l'endomètre est souvent découvert avant qu'il ne s'étende au-delà du corps de l'utérus. Dans ce cas, le traitement le plus efficace est la chirurgie. Si vous êtes disposée et apte à subir une intervention chirurgicale, une hystérectomie totale (HT) avec salpingo-ovariectomie bilatérale (SOB) est recommandée. Dans le cas d'une HT, l'utérus et le col de l'utérus sont retirés. Il est nécessaire d'enlever le col de l'utérus car le cancer de l'utérus peut s'étendre au col de l'utérus. La SOB consiste à retirer les ovaires et les trompes de Fallope. Il est possible de conserver ses ovaires. La préservation des ovaires est abordée plus loin.

Être enceinte n'est pas possible après une hystérectomie. Si une grossesse est possible et souhaitée, un programme de préservation de la fertilité peut être envisagé. Voir la page suivante pour plus d'informations.

Lorsque cela est possible, la chirurgie mini-invasive est privilégiée pour les cancers endométrioïdes qui ne se sont pas étendus au-delà du corps de l'utérus. Au cours de l'opération, votre chirurgien évaluera l'étendue du cancer et prélèvera des tissus et des ganglions lymphatiques pour les analyser. Les résultats de la chirurgie et des tests sont utilisés pour déterminer le stade du cancer. C'est ce qu'on appelle la stadification chirurgicale. Le stade est utilisé pour déterminer le traitement nécessaire après la chirurgie. Voir ***Traitement après l'opération*** à la page 36 pour les étapes suivantes.

Préservation des ovaires

Avant la ménopause, les ovaires produisent les hormones œstrogènes et progestérone.

L'ablation des ovaires entraîne une perte soudaine d'œstrogènes. C'est ce qu'on appelle la ménopause chirurgicale. Les effets indésirables de la ménopause chirurgicale comprennent les bouffées de chaleur, les troubles du sommeil, les changements d'humeur et l'atrophie vaginale. L'atrophie vaginale est une affection dans laquelle la muqueuse du vagin devient fine, sèche et enflammée.

Il existe également des risques à long terme liés à un manque d'œstrogènes. Il s'agit notamment de problèmes cardiaques ou vasculaires (maladies cardiovasculaires) et de perte osseuse (ostéoporose).

Si vous êtes préménopausée, vous pouvez conserver vos ovaires en toute sécurité. C'est ce qu'on appelle la préservation ovarienne. Cette option peut être envisagée si :

- Le cancer est au stade I
- Vos ovaires semblent normaux lors des examens d'imagerie
- Vous n'avez pas d'antécédents familiaux de cancer du sein, de cancer de l'ovaire ou de syndrome de Lynch

Si vous pouvez conserver vos ovaires, il est cependant recommandé d'enlever les trompes de Fallope en même temps que l'utérus.

Vous refusez ou ne pouvez pas subir une intervention chirurgicale en premier lieu

Si vous ne souhaitez pas subir d'intervention chirurgicale ou si vous ne pouvez pas le faire pour d'autres raisons de santé, le traitement par radiothérapie est privilégié. La radiothérapie externe (RTE), la curiethérapie (radiation interne) ou les deux peuvent être utilisées.

Une autre option est le traitement endocrinien (hormones). L'hormonothérapie n'est généralement envisagée que pour les tumeurs endométrioïdes de petite taille ou à croissance lente. Les progestatifs oraux tels que l'acétate de médroxyprogestérone (Provera) et l'acétate de mégestrol sont privilégiés. Dans certains cas, un dispositif intra-utérin (DIU) libérant un progestatif peut être une meilleure option. Mirena en est un exemple. Il contient un progestatif, le lévonorgestrel.

Programme de préservation de la fertilité

La chirurgie visant à retirer l'utérus, le col de l'utérus, les trompes de Fallope et les ovaires est le traitement standard du cancer de l'endomètre qui ne s'est pas propagé au-delà de l'utérus. Être enceinte n'est pas possible sans utérus. Pour certaines personnes diagnostiquées avec un cancer de l'endomètre, cela peut être difficile à accepter.

Si vous êtes atteinte d'un cancer de l'endomètre à faible risque et que vous souhaitez traiter le cancer tout en conservant la possibilité d'avoir un enfant à l'avenir, vous pouvez opter pour un programme de préservation de la fertilité. Il consiste à retarder l'intervention chirurgicale et à traiter d'abord le cancer par une hormonothérapie. Si l'hormonothérapie fonctionne bien et élimine tout le cancer, vous pouvez essayer de tomber enceinte.

Le programme de préservation de la fertilité n'est envisageable que pour certains cancers de l'endomètre à faible risque. Cette option peut être envisagée si :

- La tumeur est endométrioïde (le type le plus courant).
- Les examens d'imagerie montrent que le cancer ne s'étend pas au-delà de l'endomètre.
- Les cellules cancéreuses sont de grade 1. Cela signifie qu'au microscope, elles ressemblent à des cellules saines.

- Il n'y a pas de raisons médicales pour lesquelles vous ne pouvez pas (ou ne devriez pas) être enceinte.
- Il n'y a aucune raison médicale pour laquelle vous ne pouvez ou ne devez pas suivre une hormonothérapie. Les contre-indications à l'hormonothérapie sont l'accident vasculaire cérébral, l'infarctus du myocarde, l'embolie pulmonaire, la thrombose veineuse profonde et le tabagisme.
- Vous comprenez parfaitement que le programme de préservation de la fertilité n'est pas le traitement standard du cancer de l'endomètre.
- Vous acceptez de subir régulièrement des biopsies de l'endomètre pour vérifier l'efficacité du traitement.

Avant d'entamer un programme de préservation de la fertilité, il est recommandé de consulter un expert en fertilité. Vous pouvez également bénéficier de conseils et de tests génétiques.

Il est important de maintenir un poids et un mode de vie sains pendant le programme de préservation de la fertilité. Cela peut conduire à de meilleurs résultats thérapeutiques. Attendez-vous à ce que votre médecin vous pose des questions sur votre régime alimentaire, votre niveau d'activité et d'autres facteurs liés à votre mode de vie.

Il existe trois options pour l'hormonothérapie, toutes utilisant des versions artificielles de l'hormone progestérone :

- Acétate de médroxyprogestérone (Provera) - par voie orale
- Acétate de mégestrol - par voie orale
- Dispositif intra-utérin (DIU) progestatif, tel que Mirena

Pour vérifier l'efficacité de l'hormonothérapie, un échantillon de tissu sera prélevé sur l'endomètre tous les 3 à 6 mois puis testé. Pour ce faire, on procède à une biopsie de l'endomètre ou à une dilatation et à un curetage (D&C).

Dispositif intra-utérin (DIU)

Un DIU libérant du lévonorgestrel est l'une des méthodes d'hormonothérapie utilisées dans le cadre d'un programme de préservation de la fertilité.

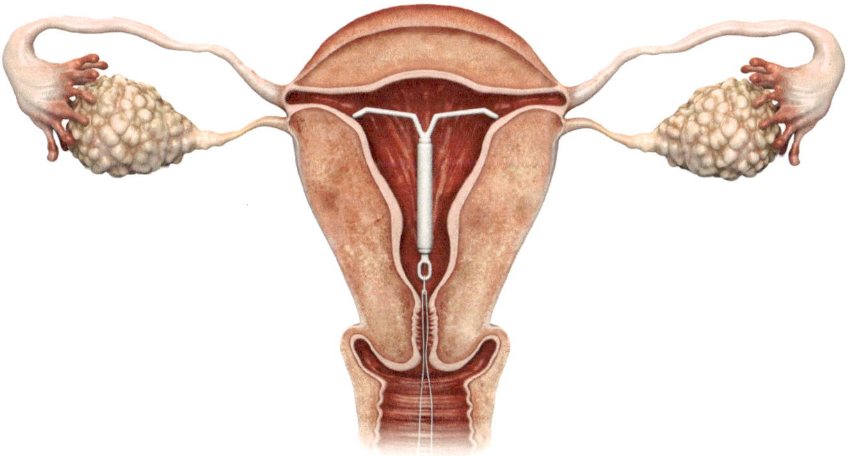

Si l'hormonothérapie fonctionne bien et que le cancer a disparu au bout de 6 mois, vous pouvez arrêter l'hormonothérapie et commencer à essayer de tomber enceinte. Pendant que vous essayez de tomber enceinte, vous continuerez à effectuer des tests de l'endomètre tous les 6 mois.

Si l'hormonothérapie a donné de bons résultats mais que vous ne commencez pas à essayer de concevoir immédiatement, votre médecin peut vous recommander de poursuivre l'hormonothérapie à base de progestatif afin de maintenir les bons résultats. Si le cancer réapparaît pendant que vous essayez de tomber enceinte, votre médecin vous recommandera de subir une intervention chirurgicale.

Si l'hormonothérapie ne fonctionne pas et que le cancer est toujours présent après 6 à 12 mois, une intervention chirurgicale est recommandée. Conserver ses ovaires peut être une option.

Le cancer s'est propagé au col de l'utérus

Si une biopsie du col de l'utérus ou une imagerie par résonance magnétique (IRM) du bassin montre que le cancer s'est développé dans le col de l'utérus, les options de traitement dépendent de la possibilité de procéder d'abord à une intervention chirurgicale. Dans la mesure du possible, il est préférable de procéder d'abord à une intervention chirurgicale.

Si vous acceptez l'opération et que votre état de santé le permet, une hystérectomie totale ou une hystérectomie radicale est recommandée, ainsi qu'une SOB pour retirer les trompes de Fallope et les ovaires.

Votre chirurgien évaluera l'étendue du cancer au cours de l'opération et prélèvera des tissus et des ganglions lymphatiques pour les analyser. Des pathologistes examineront le tissu prélevé et détermineront le stade du cancer. C'est ce qu'on appelle la stadification chirurgicale. Le stade est utilisé pour déterminer le traitement nécessaire après la chirurgie. Voir ***Traitement après l'opération*** à la page 36 pour les étapes suivantes.

Dans certains cas, la RTE et la curiethérapie peuvent être utilisées en premier lieu pour tenter de réduire le cancer avant l'intervention chirurgicale. Toutefois, il est généralement conseillé de passer directement à la chirurgie lorsque c'est possible. Si une radiothérapie est administrée avant la chirurgie, elle ne sera pas administrée à nouveau après la chirurgie. Voir ***Lorsque le traitement est terminé*** à la page 40 pour les étapes suivantes.

Vous refusez ou ne pouvez pas subir une intervention chirurgicale en premier lieu

Si vous ne souhaitez pas subir d'intervention chirurgicale ou si vous ne pouvez pas le faire pour d'autres raisons de santé, il existe d'autres options thérapeutiques. Le plus souvent, la radiothérapie est utilisée en premier lieu pour tenter de réduire la taille de la tumeur. La RTE et la curiethérapie sont toutes deux administrées. Une chimiothérapie à base de platine peut être administrée en plus de la radiothérapie. Lorsqu'elle est administrée en même temps que la radiothérapie, la chimiothérapie peut faciliter la destruction des cellules cancéreuses par la radiothérapie. L'utilisation combinée de ces traitements est appelée chimioradiothérapie. Si le traitement par radiothérapie (et chimiothérapie, le cas échéant) donne de bons résultats, une intervention chirurgicale peut être envisagée si vous y consentez.

Une autre option pour les personnes qui ne peuvent pas être opérées en premier lieu est la chimiothérapie seule pour essayer de réduire le cancer. Le schéma thérapeutique privilégié à l'heure actuelle est l'association de carboplatine et de paclitaxel. Si le traitement fonctionne bien, une intervention chirurgicale peut être envisagée. Si la chirurgie n'est toujours pas possible, un traitement par RTE et curiethérapie est recommandé.

Le cancer s'est propagé au-delà de l'utérus

Le traitement d'un cancer qui s'est propagé au-delà de l'utérus dépend de l'étendue de la propagation du cancer et de la possibilité de l'enlever d'abord par une intervention chirurgicale.

Vous êtes prête et apte à subir une intervention chirurgicale en premier lieu

Si le cancer ne s'est pas propagé au-delà du bassin ou de l'abdomen, une hystérectomie totale et une SOB sont recommandées. Votre chirurgien essaiera d'enlever la plus grande partie possible du cancer. Certaines personnes reçoivent une chimiothérapie avant l'intervention chirurgicale pour tenter de réduire la taille de la tumeur.

Au cours de l'opération, votre chirurgien évaluera l'étendue du cancer et prélèvera des tissus et des ganglions lymphatiques pour les analyser. Des pathologistes examineront le tissu prélevé et détermineront le stade du cancer. C'est ce qu'on appelle la stadification chirurgicale. Le stade est utilisé pour déterminer le traitement nécessaire après la chirurgie. Le cancer de l'endomètre qui s'est propagé au-delà de l'utérus est au stade III ou IV. Voir ***Traitement après l'opération*** à la page 36.

Si le cancer s'est étendu à des zones éloignées du bassin (métastases), un traitement systémique est recommandé. À l'heure actuelle, le schéma thérapeutique privilégié est l'association de carboplatine et de paclitaxel. La RTE peut être utilisée en complément de la chimiothérapie. La chirurgie (hystérectomie totale et SOB) peut également être envisagée, mais pas dans le but de guérir le cancer. L'objectif est de soulager les symptômes causés par le cancer et de limiter sa propagation. C'est ce qu'on appelle la chirurgie palliative. Si une intervention chirurgicale est prévue, une radiothérapie corporelle stéréotaxique (SBRT) peut être utilisée pour détruire les petites tumeurs métastatiques.

Le cancer de l'endomètre est-il héréditaire ?

En général, non. La plupart des cas de cancer de l'endomètre sont causés par des mutations aléatoires (non héréditaires) de l'ADN. Seuls 5 cancers de l'endomètre sur 100 sont dus à un risque héréditaire. Il s'agit notamment des personnes atteintes d'une maladie héréditaire appelée syndrome de Lynch. Les personnes atteintes du syndrome de Lynch ont un risque élevé (environ 60 %) de développer un cancer de l'endomètre au cours de leur vie. Les patientes atteintes du syndrome de Lynch doivent être surveillées étroitement et conseillées sur les moyens de réduire le risque de développer un cancer de l'endomètre ou d'autres cancers.

Voir ***Lorsque le traitement est terminé*** à la page 40 pour les étapes suivantes.

Vous refusez ou ne pouvez pas subir une intervention chirurgicale en premier lieu
Si vous ne souhaitez pas être opérée ou si vous ne pouvez pas l'être pour d'autres raisons de santé, les options de traitement dépendent de l'étendue de la propagation du cancer. Si le cancer ne s'est pas propagé au-delà du bassin ou de l'abdomen, la RTE peut être recommandée. La curiethérapie, le traitement systémique ou les deux peuvent être administrés en plus de la radiothérapie externe. Si le traitement fonctionne bien, une intervention chirurgicale peut être envisagée si vous êtes prête à y recourir.

Si le cancer est métastasé, un traitement systémique est recommandé. Si cela fonctionne bien, une intervention chirurgicale peut être envisagée si vous êtes prête à y recourir. Dans le cas contraire, un traitement par radiothérapie peut être envisagé.

Traitement après l'intervention chirurgicale

Le(s) traitement(s) que vous pourriez recevoir après l'opération sont décrits ci-dessous, en fonction du stade. Ces informations ne concernent que les cancers endométrioïdes.

Stade I

Le traitement est recommandé après la chirurgie pour certains cancers endométrioïdes de stade I. Votre médecin prendra en compte les facteurs énumérés ci-dessous pour déterminer si un traitement supplémentaire peut aider à réduire le risque de réapparition du cancer.

- Le stade du cancer (IA ou IB)
- Le grade du cancer (l'aspect anormal des cellules tumorales au microscope)
- Votre âge
- Jusqu'où la tumeur s'étend dans la couche musculaire de l'utérus (si c'est le cas)
- La présence de cellules tumorales dans les vaisseaux sanguins ou lymphatiques en dehors de la tumeur principale, appelée invasion de l'espace lymphovasculaire (LVSI). Si c'est le cas, cela signifie que le cancer est plus susceptible de s'être propagé aux ganglions lymphatiques.

Après avoir évalué ces facteurs, votre médecin peut décider que vous n'avez pas besoin d'un traitement supplémentaire. Dans ce cas, une approche d'observation vigilante est adoptée. La surveillance commencera.

Si vous avez besoin d'un traitement supplémentaire, les principaux traitements utilisés après la chirurgie pour le cancer de l'endomètre de stade I sont les suivants :

- Curiethérapie vaginale
- RTE

Pour certaines tumeurs endométrioïdes de haut grade, de stade IB, la chimiothérapie peut être administrée en plus de l'un ou des deux traitements ci-dessus. Après tout traitement administré après une intervention chirurgicale, les soins de suivi commencent.

Stade II

La radiothérapie est recommandée après la chirurgie pour tous les cancers de l'endomètre de stade II. La RT externe est préférable. La curiethérapie vaginale est également une option et peut être administrée seule ou en complément de la RTE. La curiethérapie vaginale seule peut être envisagée pour les cancers de stade II à très faible risque. Dans certains cas, une chimiothérapie ou une hormonothérapie est administrée en plus de la RTE et/ou de la curiethérapie vaginale. L'hormonothérapie n'est généralement envisagée que pour les tumeurs endométrioïdes de petite taille ou à croissance lente. Après le(s) traitement(s) postopératoire(s), les soins de suivi commencent.

Stades III et IV
Le principal traitement après la chirurgie pour les cancers endométrioïdes de stade III et IV est le traitement systémique. La chimiothérapie ou l'hormonothérapie peuvent être utilisées. L'hormonothérapie n'est généralement envisagée que pour les tumeurs endométrioïdes de petite taille ou à croissance lente. En plus du traitement systémique, vous pouvez également bénéficier d'une RTE et/ou d'une curiethérapie vaginale. Après le traitement systémique (et la radiothérapie, le cas échéant), les soins de suivi commencent.

Cancer de l'endomètre à haut risque

La plupart des cancers de l'endomètre sont détectés à un stade précoce et répondent bien au traitement. D'autres types, moins courants, peuvent se propager rapidement et sont plus difficiles à traiter. Au moment du diagnostic, ces cancers de l'endomètre à haut risque peuvent déjà s'être étendus au-delà de l'utérus.

Les cancers de l'endomètre à haut risque sont les suivants :

- Carcinome séreux
- Carcinome à cellules claires
- Carcinosarcome
- Carcinome indifférencié/dédifférencié

Les carcinosarcomes apparaissent au microscope comme un mélange de carcinome de l'endomètre et de sarcome utérin. Ils sont également connus sous le nom de tumeurs mixtes mésodermiques malignes ou de tumeurs müllériennes mixtes malignes (MMMT).

Comme pour les tumeurs endométrioïdes, le premier signe des tumeurs endométriales à haut risque est le saignement vaginal. Cependant, ces types de cancer de l'endomètre peuvent également provoquer les signes et symptômes suivants :

- Grosseurs dans la région du bassin
- Résultats de frottis cervical anormaux
- Accumulation de liquide ou gonflement de l'abdomen (également appelé ascite)

Les tests peuvent aider à déterminer si le cancer s'est propagé au-delà de l'utérus. Si vous n'avez pas effectué d'examens d'imagerie, attendez-vous à en réaliser avant le traitement. Votre médecin peut également vous prescrire une analyse de sang de l'antigène tumoral 125 (CA-125). Un taux élevé de cette substance dans le sang peut signifier que le cancer s'est propagé au-delà de l'utérus. Si c'est le cas, le test CA-125 peut également être utilisé pour vérifier l'efficacité du traitement.

Pour les carcinomes séreux ou les carcinosarcomes avancés ou métastatiques, le test HER2 est également recommandé.

Le traitement le plus efficace pour les cancers de l'endomètre à haut risque est la chirurgie. Une hystérectomie totale avec SOB est recommandée. Une stadification chirurgicale sera effectuée pour connaître l'étendue du cancer et lui attribuer un stade. Dans la mesure du possible, la chirurgie mini-invasive est privilégiée.

La programme de préservation de la fertilité n'est pas recommandée pour ces types de tumeurs. Si vous n'êtes pas candidate à la chirurgie, voir page 39.

Traitement après l'intervention chirurgicale

Un traitement est presque toujours nécessaire après une intervention chirurgicale pour un cancer de l'endomètre à haut risque. Les options thérapeutiques recommandées dépendent du type et du stade de la tumeur.

Carcinome séreux et à cellules claires

Si tout le cancer est enlevé pendant l'opération, aucun autre traitement n'est nécessaire. L'observation est recommandée.

Pour les **maladies non invasives de stade IA**, le traitement après la chirurgie dépend des résultats du lavage péritonéal. Votre chirurgien mettra du liquide dans l'espace ouvert de votre abdomen et le retirera pour voir s'il contient des cellules cancéreuses. Si aucune cellule cancéreuse n'est trouvée, on parle de « lavage négatif ». Le traitement par curiethérapie vaginale est l'une des options recommandées. Si une curiethérapie est prévue, une chimiothérapie est parfois également administrée. L'observation est également une option si le lavage est négatif.

Si le liquide contient des cellules cancéreuses, on parle de « lavage positif ». Un traitement

Guide 2
Carcinome séreux et à cellules claires : options thérapeutiques après la chirurgie

Stade	Options de traitement après la chirurgie	Traitements pouvant être ajoutés
Stade IA non invasif	Si lavage négatif : • Curiethérapie vaginale **<u>ou</u>** observation	• La chimiothérapie peut être ajoutée à la curiethérapie
	Si lavage positif : • Chimiothérapie **<u>et</u>** curiethérapie vaginale	
• **Stade IA invasif** • **Stade IB** • **Stade II**	Chimiothérapie	• RTE • Curiethérapie vaginale
	RTE	• Curiethérapie vaginale
Stades III et IV	Chimiothérapie	• RTE • Curiethérapie vaginale

par chimiothérapie et curiethérapie vaginale est recommandé après l'intervention chirurgicale.

Pour les personnes atteintes d'une **maladie invasive de stade IA, de stade IB ou de stade II**, la chimiothérapie est une option après la chirurgie. Un traitement par RTE et/ou curiethérapie peut être ajouté. Une deuxième option après la chirurgie pour ces stades est la RTE. Un traitement par curiethérapie peut être ajouté.

Pour les personnes atteintes d'un **carcinome séreux ou à cellules claires de stade III ou IV**, le principal traitement après la chirurgie est la chimiothérapie. Votre médecin peut également vous recommander une radiothérapie externe et/ou une curiethérapie en plus de la chimiothérapie.

Les options qui viennent d'être décrites sont présentées dans le **Guide 2**.

Carcinosarcome

Pour les carcinosarcomes de **stade IA**, la chimiothérapie et la curiethérapie vaginale sont recommandées après la chirurgie. Dans certains cas, la RTE est également administrée.

Pour les **stades IB, II, III et IV**, la chimiothérapie est recommandée après la chirurgie. Un traitement par radiothérapie externe, par curiethérapie vaginale ou les deux peuvent être ajoutés.

Quel que soit le stade, la chimiothérapie peut commencer dès 3 à 6 semaines après l'intervention chirurgicale. La curiethérapie peut être ajoutée à la chimiothérapie à partir de 6 semaines après la chirurgie.

Carcinome indifférencié/dédifférencié

La chimiothérapie est recommandée après la chirurgie en cas de carcinome indifférencié/dédifférencié. La radiothérapie externe et/ou la curiethérapie vaginale peuvent être administrées en plus de la chimiothérapie.

partagez votre expérience.

Répondez à notre enquête, et contribuez à améliorer les NCCN Guidelines for Patients pour tout le monde !

NCCN.org/patients/comments

Traitement systémique du cancer de l'endomètre à haut risque

Si une chimiothérapie est prévue après la chirurgie pour un cancer de l'endomètre à haut risque, le schéma privilégié est le carboplatine et le paclitaxel. Pour les tumeurs séreuses ou carcinosarcomes de stade III ou IV HER2-positifs, un traitement ciblé appelé trastuzumab peut être administré avec la chimiothérapie.

Si vous ne pouvez pas subir d'intervention chirurgicale en premier lieu

La chirurgie peut ne pas être planifiée pour une ou plusieurs raisons. Il se peut qu'il ne soit pas possible d'enlever le cancer par voie chirurgicale. Il se peut aussi que vous ne puissiez pas subir d'intervention chirurgicale en raison d'autres problèmes de santé. Il se peut aussi que vous ne souhaitiez pas subir d'intervention chirurgicale. Dans tous ces cas, il existe deux options thérapeutiques principales pour la plupart des cancers de l'endomètre à haut risque.

La première option est la radiothérapie externe. La curiethérapie vaginale, la chimiothérapie ou les deux peuvent être administrées en plus de la radiothérapie. Après le traitement, votre médecin vérifiera la taille de la tumeur pour déterminer si une intervention chirurgicale est possible.

La deuxième option est le traitement systémique seul. Une chimiothérapie est généralement administrée. L'objectif du traitement systémique est de réduire suffisamment la tumeur pour qu'elle puisse être enlevée chirurgicalement. Après le traitement, votre médecin vérifiera la taille de la tumeur afin de déterminer si une intervention chirurgicale et/ou une radiothérapie est possible.

Au terme du traitement

La surveillance commence lorsqu'il n'y a aucun signe de cancer après le traitement. Elle permet de détecter les premiers signes de réapparition du cancer. Reportez-vous au **Guide 3**.

Examen physique

Les examens physiques constituent la principale méthode de surveillance du cancer de l'endomètre. Attendez-vous à en avoir régulièrement. Au cours des deux ou trois premières années suivant le traitement, il est recommandé de procéder à un examen physique tous les 3 à 6 mois. Les examens sont ensuite espacés de 6 à 12 mois jusqu'à la cinquième année après le traitement. Après la cinquième année, un examen physique est recommandé chaque année.

Autres tests de surveillance

Si votre taux de CA-125 était élevé avant le traitement, il peut être mesuré dans le cadre d'un test de surveillance. Les examens d'imagerie sont prescrits selon les besoins après le traitement du cancer de l'endomètre. Vous pouvez avoir besoin d'un examen d'imagerie si vous présentez des symptômes ou si l'on soupçonne que le cancer est revenu ou s'est propagé.

Guide 3
Surveillance du retour du cancer de l'endomètre

Examen physique	• **2 à 3 premières années :** examen tous les 3 à 6 mois • **2 ou 3 années suivantes (jusqu'à la 5e année) :** examen tous les 6 à 12 mois • **Après la 5e année :** examen 1 fois par an
Autres tests de surveillance	• Des examens d'imagerie sont prescrits au besoin si l'on soupçonne une récidive. • Si votre taux de CA-125 a été mesuré et jugé élevé avant le traitement, il peut être mesuré dans le cadre d'un test de surveillance.

Autres soins

Outre les tests de surveillance, d'autres soins sont importants pour les survivantes du cancer de l'utérus. Il s'agit notamment d'apprendre à repérer les symptômes de récidive. Reportez-vous à la ***partie 6 : survie*** pour plus d'informations.

Récidive

Le retour d'un cancer est appelé récidive ou rechute. Si l'on soupçonne une récidive sur la base de vos symptômes ou des résultats de l'examen physique, des examens d'imagerie sont nécessaires. Vous pouvez effectuer un ou plusieurs des examens d'imagerie suivants.

- TDM de l'abdomen, du bassin et/ou du thorax avec contraste
- TEP/TDM de l'ensemble du corps
- IRM de l'abdomen et du bassin

Le traitement de la récidive dépend en partie de la localisation de la nouvelle tumeur cancéreuse. Après une hystérectomie totale et une SOB, le cancer de l'endomètre peut revenir dans le vagin. Le traitement dépendra de la présence du cancer dans le vagin uniquement ou dans les zones ou organes voisins.

Les traitements que vous avez déjà reçus seront également pris en compte. La radiothérapie externe, par exemple, n'est généralement pas utilisée pour traiter plusieurs fois la même zone.

Si la récidive est confirmée et que l'analyse des biomarqueurs n'a pas encore été effectuée, elle est recommandée à ce moment-là.

Biomarqueurs

Les biomarqueurs sont des caractéristiques spécifiques d'un cancer. Les tests de ces caractéristiques recherchent des changements pouvant être ciblés afin d'aider à guider vos soins. Les biomarqueurs sont souvent des mutations (changements) dans des gènes particuliers. Il peut également s'agir de protéines produites en réponse au cancer.

L'analyse des biomarqueurs diffère des tests génétiques effectués dans le sang pour détecter les mutations héréditaires (germinales). Les mutations dans la tumeur ou le cancer lui-même sont appelées mutations somatiques, acquises ou simplement tumorales. Si l'on en trouve, certains traitements ciblés ou immunothérapies peuvent être envisagés. Les résultats de l'analyse des biomarqueurs peuvent également être utilisés pour déterminer si vous remplissez les critères pour participer à certains essais cliniques.

La recherche de biomarqueurs implique l'analyse d'un morceau de tissu tumoral en laboratoire ou d'un échantillon de sang. L'analyse des biomarqueurs peut être effectuée individuellement ou dans le cadre d'un panel plus large (groupe). La recherche de nombreux biomarqueurs en une seule fois est appelée séquençage de nouvelle génération (NGS).

L'analyse des biomarqueurs est également appelée tests moléculaires, profilage des tumeurs, tests génomiques, tests des gènes des tumeurs, tests génomiques somatiques et tests de mutation.

dMMR/MSI-H

Tous les cancers de l'endomètre doivent être testés pour le déficit de réparation des mésappariements (dMMR)/l'instabilité microsatellitaire élevée (MSI-H). Si le cancer présente ce biomarqueur, vous pourrez également effectuer un test de dépistage d'un syndrome cancéreux héréditaire appelé syndrome de Lynch. Les tumeurs qui ne sont pas dMMR/MSI-H sont dites à microsatellites stables (MSS) ou pMMR (réparation des mésappariements fonctionnelle). Voir page 14 pour plus d'informations sur ce biomarqueur.

Biomarqueurs moins courants

Vous pouvez également subir des tests pour les biomarqueurs moins courants énumérés ci-dessous.

- Charge mutationnelle tumorale (TMB)
- Fusion du gène *NTRK*

Récidive locale

Si le cancer de l'endomètre revient dans le vagin, le bassin ou l'abdomen, il s'agit d'une récidive « locale ». Vos options de traitement dépendront de la radiothérapie que vous avez subie ou non au niveau du site du cancer. Si la zone cancéreuse **n'a pas été traitée par RTE**, c'est l'une des options recommandées. La curiethérapie et/ou le traitement systémique peuvent être administrés en plus de la RTE.

L'exploration chirurgicale est une autre option pour les personnes qui n'ont pas reçu de radiothérapie externe au niveau du site de la récidive. Il s'agit d'ouvrir l'abdomen pour connaître l'étendue du cancer et l'enlever chirurgicalement. Si la chirurgie révèle que le cancer se trouve uniquement dans le vagin ou qu'il s'est propagé aux ganglions lymphatiques avoisinants, la RTE est recommandée après la chirurgie. Un traitement systémique peut être administré en plus de la RTE. Si le nouveau cancer se limite au vagin, la curiethérapie sera envisagée.

Toutefois, si le cancer s'est étendu à la partie supérieure de l'abdomen, un traitement systémique est recommandé. Si le cancer est très petit, la RTE peut être utilisée en complément d'un traitement systémique. S'il y a une quantité importante de cancer dans la partie supérieure de l'abdomen, voir ***Récidive à distance*** sur cette page.

Si les zones de nouvelle croissance cancéreuse **ont été traitées par RTE**, cette technique ne doit pas être utilisée à nouveau dans le but de guérir le cancer. Les options de traitement peuvent inclure :

- Exploration chirurgicale pour savoir si le cancer s'est propagé au-delà du vagin et pour retirer la nouvelle tumeur cancéreuse
- Traitement systémique avec ou sans RTE palliative (RTE à faible dose pour soulager les symptômes)
- Curiethérapie avec ou sans traitement systémique

Récidive à distance

Si le cancer de l'endomètre réapparaît après le traitement initial et se retrouve dans d'autres parties du corps, comme le foie ou les poumons, il s'agit d'une récidive à distance. Le cancer est métastatique. Ces nouvelles tumeurs cancéreuses sont appelées métastases.

S'il n'y a que quelques métastases, il peut être possible d'enlever ou de détruire les tumeurs à l'aide d'un ou plusieurs des traitements locaux énumérés ci-dessous.

- Chirurgie (si les tumeurs sont suffisamment petites)
- RTE
- Radiothérapie corporelle stéréotaxique (SBRT) pour les métastases

Un traitement systémique peut également être envisagé s'il n'y a que quelques métastases.

S'il y a plus de quelques nouvelles zones de croissance du cancer, un traitement systémique est recommandé. Une radiothérapie peut également être administrée dans le but de soulager les symptômes. C'est ce qu'on appelle la radiothérapie palliative.

À l'heure actuelle, le schéma chimiothérapeutique privilégié pour le cancer de l'endomètre récidivant et/ou métastatique est le carboplatine et le paclitaxel. Un traitement ciblé appelé trastuzumab peut être ajouté pour les tumeurs séreuses ou carcinosarcomes HER2-positifs. Si vous ne pouvez pas recevoir de paclitaxel, le docétaxel peut être administré à la place.

Si le cancer ne répond pas ou plus au traitement systémique de première intention, il existe d'autres options. Si la tumeur présente certains biomarqueurs, une immunothérapie ou un traitement ciblé peut être envisagé. Ces nouveaux traitements systémiques ne sont généralement envisagés que pour les cancers qui réapparaissent ou se propagent après une chimiothérapie et pour lesquels il n'existe pas d'autres options thérapeutiques. Les options recommandées sont énumérées ci-dessous.

Tumeurs avec réparation des mésappariements fonctionnelle (pMMR) :

- Lenvatinib (Lenvima) avec pembrolizumab (Keytruda)

Tumeurs MSI-H ou dMMR :

- Pembrolizumab (Keytruda) *(privilégié)*
- Nivolumab (Opdivo)
- Dostarlimab-gxly (Jemperli)
- Avelumab (Bavencio)

Tumeurs TMB-H :

- Pembrolizumab (Keytruda)

Tumeurs positives à la fusion du gène *NTRK* :

- Larotrectinib (Vitrakvi)
- Entrectinib (Rozlytrek)

Si un traitement par immunothérapie est prévu, voir les *NCCN Guidelines for Patients* : *effets indésirables de l'immunothérapie - inhibiteurs de point de contrôle immunitaire* sur NCCN.org/patientguidelines et sur l'application NCCN Patient Guides for Cancer

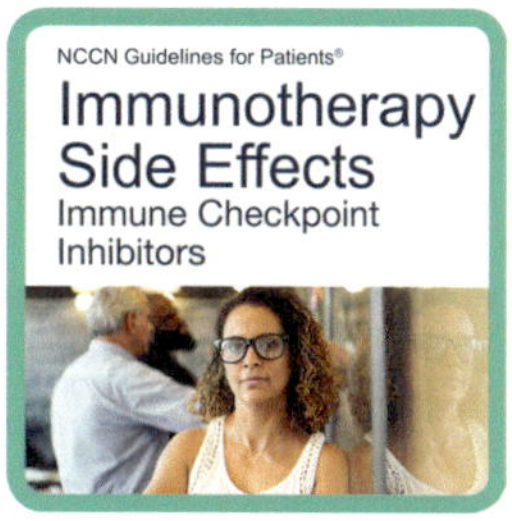

Traitement endocrinien

Les schémas thérapeutiques endocriniens recommandés pour le cancer de l'endomètre récidivant ou métastatique sont énumérés ci-dessous. Le traitement endocrinien est généralement utilisé pour les tumeurs endométrioïdes de petite taille ou à croissance lente. À l'heure actuelle, les schémas thérapeutiques privilégiés sont les suivants :

- Acétate de mégestrol (Megace) en alternance avec le tamoxifène
- Everolimus (Afinitor) et létrozole (Femara)

Soins de soutien

Si le cancer progresse pendant le traitement systémique, ou si vous ne souhaitez pas de traitement anticancéreux, les soins de soutien sont une option. Comme le cancer ne peut pas être guéri, les soins de soutien ont pour but de vous soulager et de vous aider à garder le cancer sous contrôle. Les soins de soutien peuvent également vous aider à vivre plus longtemps et à vous sentir mieux de manière générale. Lorsqu'ils sont utilisés pour des cancers avancés, les soins de soutien sont souvent appelés soins palliatifs.

Essais cliniques

La participation à un essai clinique peut être une option. Demandez à votre équipe de traitement s'il existe un essai clinique ouvert auquel vous pouvez participer. Les essais cliniques sont abordés plus en détail à la fin de la ***partie 3*** : ***traitements du cancer de l'utérus***.

Points clés

- La chirurgie est le premier traitement privilégié pour la plupart des cancers de l'endomètre lorsque cela est possible.

Cancer endométrioïde

- La programme de préservation de la fertilité peut être une option pour certaines patientes préménopausées atteintes d'une tumeur endométrioïde. Il s'agit de retarder l'intervention chirurgicale et de commencer par une hormonothérapie.
- Le traitement est recommandé après la chirurgie pour toutes les tumeurs endométrioïdes de stade II, III et IV. Certaines patientes atteintes d'une tumeur endométrioïde de stade I peuvent bénéficier d'un traitement après la chirurgie.

Cancer de l'endomètre à haut risque

- Les types de tumeurs endométriales à haut risque comprennent les carcinomes séreux, les carcinomes à cellules claires, les carcinomes indifférenciés/ dédifférenciés et les carcinosarcomes.
- Les carcinosarcomes sont également connus sous le nom de tumeurs mixtes mésodermiques malignes ou de tumeurs müllériennes mixtes malignes.
- Le traitement le plus efficace pour les cancers de l'endomètre à haut risque est la chirurgie. Un traitement après l'intervention chirurgicale est généralement nécessaire.

Surveillance

- Les soins de suivi consistent à passer des examens physiques réguliers et à prêter attention aux symptômes de récurrence.

Récidive

- Le retour d'un cancer est appelé récidive ou rechute.
- Le traitement des récidives du cancer de l'endomètre dépend de la localisation de la nouvelle tumeur et de vos antécédents thérapeutiques.

Nous voulons votre opinion !

Notre objectif est de fournir des informations utiles et faciles à comprendre sur le cancer.

Répondez à notre enquête pour nous indiquer nos points forts et ce que nous pourrions améliorer.

NCCN.org/patients/feedback

5

Traitement du sarcome utérin

Ce chapitre présente les options thérapeutiques recommandées pour un type rare de cancer de l'utérus appelé sarcome utérin. Les tests, le traitement et les soins de suivi sont expliqués.

Le sarcome utérin se développe dans les tissus conjonctifs de soutien ou les muscles de l'utérus. Ce type de cancer a souvent plus de chances de se propager et peut être plus difficile à traiter que le cancer de l'endomètre.

Les sarcomes utérins diffèrent du cancer de l'endomètre en ce sens qu'ils sont souvent découverts après une hystérectomie. En effet, il existe peu de moyens de diagnostiquer les sarcomes utérins avant l'hystérectomie.

Il existe différents types de sarcomes utérins. Les types suivants sont abordés dans cet ouvrage :

- Sarcome stromal endométrial (ESS)
- Adénosarcome
- Léiomyosarcome utérin (uLMS)
- Sarcome utérin indifférencié (uUS)
- Tumeur des cellules épithélioïdes périvasculaires (PECome)
- Tumeur myofibroblastique inflammatoire (TMI)

Premières étapes

Imagerie

Des examens d'imagerie sont nécessaires avant de commencer le traitement. Une tomodensitométrie (TDM) du thorax, de l'abdomen et du bassin (avec contraste) est recommandée. Vous pouvez également bénéficier d'une imagerie par résonance magnétique (IRM) du bassin, de l'abdomen ou des deux.

D'autres examens d'imagerie peuvent être utilisés pour évaluer la propagation du cancer, notamment une tomographie par émission de positons (TEP)/TDM du cou, du thorax, de l'abdomen, du bassin et de l'aine. La nécessité d'autres examens d'imagerie dépendra de vos symptômes et de l'avis de votre médecin quant à la propagation du cancer (métastases).

Tests des récepteurs hormonaux

Les ovaires produisent des hormones. Si le sarcome est positif aux récepteurs hormonaux, cela signifie que les hormones peuvent favoriser la croissance du cancer. Les tests des récepteurs hormonaux permettent de décider si les ovaires doivent être enlevés. Cette décision est prise au cas par cas pour les personnes en âge de procréer. Les tests des récepteurs hormonaux est généralement envisagé pour l'ESS, l'uLMS et les adénosarcomes. Les tests sont effectués sur l'échantillon de biopsie ou sur le tissu tumoral prélevé lors de l'intervention chirurgicale.

Traitement

Le traitement d'un sarcome utérin dépend de la manière dont il a été découvert. Ils sont souvent découverts après une hystérectomie. Parfois, les pathologistes sont en mesure de diagnostiquer les sarcomes utérins en analysant un échantillon de tissu (une biopsie). Cependant, la biopsie n'est pas aussi fiable pour identifier les sarcomes utérins que pour le cancer de l'endomètre. En effet, les sarcomes sont souvent situés en profondeur dans la paroi musculaire de l'utérus. Une troisième façon de découvrir un sarcome utérin est de procéder à une opération chirurgicale pour retirer des fibromes. Les fibromes sont des tumeurs non cancéreuses qui peuvent se développer dans l'utérus et provoquer des symptômes.

Chez celles qui ont un utérus, l'hystérectomie totale et éventuellement la salpingo-ovariectomie bilatérale (SOB) est le moyen le plus efficace de traiter un sarcome utérin. Si le cancer ne peut être retiré chirurgicalement, les options de traitement comprennent la radiothérapie et le traitement systémique.

Sarcome découvert par biopsie ou ablation d'un fibrome

Le cancer n'est présent que dans l'utérus
Si le cancer se situe uniquement dans l'utérus, une hystérectomie totale est recommandée. Les ovaires et les trompes de Fallope peuvent également être retirés (SOB). La décision est prise au cas par cas pour les personnes en âge de procréer. Si le cancer est positif aux récepteurs hormonaux, votre médecin vous recommandera probablement de les retirer. Si vous êtes ménopausée, une SOB est recommandée. Si, au cours de l'opération, il apparaît que le cancer s'est propagé au-delà de l'utérus, vous devrez peut-être subir une nouvelle intervention chirurgicale pour l'enlever. Cette décision est également prise au cas par cas. Voir ***Traitement après l'intervention chirurgicale*** à la page suivante.

Propagation possible au-delà de l'utérus
Si le cancer s'est (ou peut s'être) propagé au-delà de l'utérus, une intervention chirurgicale sera envisagée. Votre chirurgien tiendra compte de l'étendue du cancer, de vos symptômes et de l'efficacité de l'ablation chirurgicale du cancer. Si une intervention chirurgicale est prévue, une hystérectomie totale est recommandée. Le cancer qui s'est propagé au-delà de l'utérus sera également retiré si possible. Les ovaires et les trompes de Fallope peuvent également être retirés. La décision est prise au cas par cas pour les personnes en âge de procréer. Si le cancer est positif aux récepteurs hormonaux, votre médecin vous recommandera probablement de les retirer. Voir ***Traitement après l'intervention chirurgicale*** à la page suivante.

La chirurgie préalable n'est pas une option
Si vous ne voulez ou ne pouvez pas subir d'intervention chirurgicale, un traitement systémique, une radiothérapie externe palliative ou les deux sont recommandés. La curiethérapie peut être utilisée en complément de l'un de ces traitements ou des deux.

La chimiothérapie est souvent administrée en premier dans le cadre d'un traitement systémique. Pour les tumeurs présentant certains biomarqueurs, un autre traitement systémique ciblant le biomarqueur peut être administré à la place. Les options thérapeutiques systémiques recommandées en première intention pour les sarcomes inopérables sont énumérées dans le **Guide 5** à la page 50.

Sarcome découvert lors d'une hystérectomie antérieure

Si le cancer a été découvert après une hystérectomie partielle ou totale, le traitement dépendra des résultats de l'hystérectomie initiale et de l'ablation ou non des ovaires et des trompes de Fallope.

Si la tumeur n'a pas été retirée en un seul morceau ou si le col de l'utérus n'a pas été retiré, vous devrez peut-être subir une autre intervention chirurgicale pour enlever le cancer et le col de l'utérus restant.

Si vos ovaires et vos trompes de Fallope n'ont pas été retirés pendant l'opération, ils le seront peut-être à ce stade. Si un seul ovaire et sa trompe ont été retirés au départ, l'ovaire et la trompe restants pourront être retirés. Il peut s'agir du meilleur choix pour les tumeurs ESS de bas grade, les adénosarcomes et les tumeurs à récepteurs d'œstrogènes positifs.

Traitement après l'intervention chirurgicale

Le traitement après la chirurgie dépend du type de tumeur.

ESS de bas grade ou adénosarcome à faible risque

Si vous avez encore vos ovaires et vos trompes de Fallope, une intervention chirurgicale visant à les retirer (SOB) est recommandée pour les tumeurs de **stade I**. Si vous avez déjà eu une SOB ou si vous êtes ménopausée, une observation (pas de traitement) est recommandée.

Une SOB est également recommandée pour les tumeurs ESS de bas grade de **stade II, III, IVA et IVB** et les adénosarcomes à faible risque. En plus de la chirurgie, l'un des traitements suivants, ou les deux, peuvent être administrés :

- Hormonothérapie anti-œstrogène
- RTE

Les inhibiteurs de l'aromatase sont le traitement anti-œstrogène privilégié pour les ESS de bas grade et les adénosarcomes à faible risque. Toutes les options recommandées pour le traitement anti-œstrogène sont énumérées dans le **Guide 4**.

Guide 4
Traitement anti-œstrogène pour les ESS de bas grade, les adénosarcomes à faible risque ou les sarcomes utérins positifs aux récepteurs hormonaux

- Inhibiteurs de l'aromatase **(privilégiés pour les ESS de bas grade et les adénosarcomes à faible risque)**
- Fulvestrant
- Acétate de mégestrol
- Acétate de médroxyprogestérone
- Analogues de la GnRH (pour celles qui ont au moins un ovaire fonctionnel)

Si la radiothérapie est utilisée pour un cancer de stade IVB, elle est considérée comme palliative. Cela signifie que l'objectif n'est pas de traiter le cancer, mais de contrôler ou de prévenir les symptômes causés par la tumeur.

Adénosarcome à risque élevé
Si vous avez encore vos ovaires et vos trompes de Fallope, une intervention chirurgicale visant à les retirer (SOB) est recommandée pour les adénosarcomes de **stade I** à haut risque. Si vous avez déjà eu une SOB ou si vous êtes ménopausée, une observation (pas de traitement) est recommandée.

Une SOB est également recommandée pour les adénosarcomes à haut risque de **stade II, III, IVA et IVB** . Votre médecin envisagera un traitement systémique après l'opération. Une chimiothérapie ou un traitement ciblé est souvent administré. Si le cancer est positif aux récepteurs hormonaux, votre médecin peut vous recommander un traitement anti-œstrogène.

Si un traitement systémique est prévu, une radiothérapie externe palliative peut également être ajoutée.

Autres types de tumeurs
Les informations qui suivent s'appliquent aux types de tumeurs suivants :

- ESS de haut grade
- uLMS
- uUS
- Autres sarcomes, tels que le PECome
- Tumeur myofibroblastique inflammatoire (TMI)

Le traitement recommandé après la chirurgie pour ces types de tumeurs est présenté en fonction du stade.

Si le cancer est au **stade I**, aucun autre traitement n'est nécessaire après l'opération. Le cancer fera l'objet d'une observation. Vous pouvez commencer la surveillance et les soins de suivi.

Pour les cancers de **stade II et III**, certaines personnes doivent subir un traitement supplémentaire après la chirurgie. Votre médecin envisagera un traitement systémique et/ou une radiothérapie externe. Si les résultats de la chirurgie sont très bons, l'observation (pas de traitement) peut être une option.

Si le cancer est au **stade IV**, un traitement plus poussé est nécessaire après la chirurgie. Un traitement systémique, une radiothérapie externe ou les deux sont recommandés pour les maladies de stade IVA. Pour le stade IVB, le principal traitement est le traitement systémique. La radiothérapie palliative peut être utilisée pour prévenir ou contrôler les symptômes causés par le cancer.

Si un traitement systémique est nécessaire, une chimiothérapie ou un traitement ciblé est souvent administré. Si le cancer est positif aux récepteurs hormonaux, votre médecin peut vous recommander un traitement anti-œstrogène.

Traitement systémique postchirurgie

Le traitement systémique le plus souvent administré après la chirurgie est la chimiothérapie. Si un traitement par chimiothérapie est prévu, il existe plusieurs schémas thérapeutiques privilégiés. La plupart comprennent la doxorubicine (Adriamycine). Votre médecin prendra en compte plusieurs facteurs avant de vous recommander un schéma chimiothérapeutique. **Reportez-vous au Guide 5.**

Si le cancer présente certains biomarqueurs (caractéristiques), un traitement ciblé avec un inhibiteur de la tyrosine kinase (TKI) peut être un meilleur choix que la chimiothérapie. Un petit nombre de sarcomes utérins présentent un biomarqueur (caractéristique) appelé fusion du gène *NTRK*. Le traitement par TKI sera envisagé après la chirurgie pour ces cancers. Il sera également envisagé pour les tumeurs myofibroblastiques inflammatoires (TMI) avec translocation *ALK*.

Guide 5
Traitement médicamenteux de première intention pour les sarcomes utérins avancés, récidivants/métastatiques ou inopérables

Schémas thérapeutiques privilégiés	• Doxorubicine • Docetaxel + gemcitabine • Doxorubicine + ifosfamide • Doxorubicine + dacarbazine • Doxorubicine + trabectédine (pour uLMS)
Schémas thérapeutiques pouvant être utilisés dans certains cas	**Pour les tumeurs positives à la fusion du gène *NTRK* :** • Larotrectinib (Vitrakvi) ou entrectinib (Rozlytrek) **Pour les tumeurs myofibroblastiques inflammatoires (TMI) avec translocation *ALK* :** • Crizotinib (Xalkori) • Ceritinib (Zykadia) • Brigatinib (Alunbrig) • Lorlatinib (Lorbrena) • Alectinib (Alecensa) **Pour les PEComes :** • Sirolimus lié à l'albumine

Surveillance

La surveillance commence lorsqu'il n'y a aucun signe de cancer après le traitement. Elle permet de détecter les premiers signes de réapparition du cancer. Des examens physiques et des tests d'imagerie sont utilisés pour surveiller le retour des sarcomes utérins. **Reportez-vous au Guide 6.**

Vous pouvez subir des examens d'imagerie supplémentaires qui ne sont pas mentionnés dans le Guide 6 si :

- Vous développez des symptômes
- Votre médecin soupçonne que le cancer s'est métastasé
- Les résultats de l'examen physique sont anormaux

Outre les tests de surveillance, d'autres soins sont importants pour les survivants du cancer. Il s'agit notamment de prêter attention aux symptômes du cancer. Reportez-vous à la ***partie 6 : survie*** pour plus d'informations.

Guide 6
Surveillance du retour du sarcome utérin

Examen physique	• **2 à 3 premières années :** examen tous les 3 à 4 mois • **Ensuite :** examen une ou deux fois par an
Recommandé : **TDM du thorax, de l'abdomen et du bassin avec contraste** **Facultatif :** **IRM de l'abdomen et du bassin et TDM du thorax sans contraste**	• **Trois premières années :** imagerie tous les 3 à 6 mois • **Années 4 et 5 :** imagerie tous les 6 à 12 mois Vous pourrez avoir recours à l'imagerie tous les 1 ou 2 ans pendant encore 5 ans. Votre médecin décidera si l'imagerie doit être poursuivie en fonction des caractéristiques de votre cancer (type de tumeur, stade, grade)

Récidive

Le retour d'un cancer après une période sans cancer est appelé récidive. Si l'on soupçonne une récidive, on vous fera probablement passer des examens d'imagerie. Si l'on soupçonne que le cancer s'est propagé à des zones éloignées du bassin (métastases), l'imagerie peut inclure un examen TEP/TDM du cou, du thorax, de l'abdomen, du bassin et de l'aine.

Le traitement de la récidive dépend en partie de la localisation de la nouvelle tumeur cancéreuse. Après l'ablation chirurgicale de l'utérus, des ovaires et des trompes de Fallope, le cancer peut revenir dans le vagin, dans des zones proches du vagin ou dans des zones éloignées du bassin.

Le traitement du sarcome utérin récidivant dépend également de la radiothérapie externe (RTE) dont vous avez bénéficié. La RTE n'est généralement pas utilisée pour traiter la même zone plus d'une fois, ce qui est important lorsqu'il s'agit de décider comment traiter un cancer récidivant.

Récidive du cancer dans le vagin ou le bassin

Radiothérapie externe antérieure

Si vous avez déjà reçu un traitement par RTE, l'une des approches suivantes peut être utilisée pour traiter un cancer qui récidive dans le vagin ou le bassin :

- Chirurgie, avec ou sans traitement systémique
- Traitement systémique
- Retraitement minutieux de zones sélectionnées par RTE
- Curiethérapie, avec ou sans RTE de zones sélectionnées

Si un traitement systémique est prévu (seul ou en complément de la chirurgie), l'hormonothérapie anti-œstrogène est privilégiée pour les ESS de bas grade et les adénosarcomes à faible risque.

Pas de radiothérapie externe antérieure

Si vous n'avez pas eu recours à la RTE, les options pour traiter les sarcomes utérins récidivant dans le bassin sont la chirurgie et la RTE.

Si une intervention chirurgicale est prévue, il est possible que vous receviez d'abord une RTE avec ou sans traitement systémique pour tenter de réduire la taille de la tumeur. Si le cancer n'est pas entièrement retiré lors de l'intervention chirurgicale, la RTE peut être utilisée après l'intervention pour traiter les zones résiduelles du cancer. Elle ne sera toutefois pas réutilisée si elle a été utilisée avant l'opération. Si la RTE est utilisée après la chirurgie, la curiethérapie et/ou le traitement systémique peuvent être administrés en complément.

Si un traitement par RTE est prévu à la place de la chirurgie, une curiethérapie et/ou un traitement systémique peuvent également être utilisés. Pour les ESS de bas grade et les adénosarcomes à faible risque, l'hormonothérapie anti-œstrogène est privilégiée pour le traitement systémique.

Récidive à distance

Si le sarcome utérin réapparaît et se propage à d'autres parties du corps, comme le foie ou les poumons, il s'agit d'une récidive à distance. Le cancer est métastatique. Ces nouvelles tumeurs cancéreuses sont appelées métastases.

Analyse des biomarqueurs

Si l'analyse des biomarqueurs n'a pas encore été effectuée, elle est recommandée à ce stade. Les biomarqueurs sont des caractéristiques ciblées d'un cancer. Il s'agit souvent de mutations (changements) dans des gènes particuliers. Le dépistage de ces mutations permet d'orienter le traitement des sarcomes utérins récidivants et métastatiques. Les résultats peuvent également être utilisés pour déterminer si vous remplissez les critères pour participer à certains essais cliniques.

La recherche de biomarqueurs implique l'analyse d'un morceau de tissu tumoral en laboratoire ou d'un échantillon de sang. Il est recommandé de rechercher les biomarqueurs suivants :

- Instabilité des microsatellites (MSI)
- Charge mutationnelle tumorale (TMB)
- Fusion du gène *NTRK*
- TMI avec réarrangement *ALK*

La tumeur myofibroblastique inflammatoire (TMI) est un type rare de sarcome utérin. La plupart des TMI présentent un biomarqueur appelé translocation ou réarrangement *ALK*. Les cancers présentant ce biomarqueur sont appelés ALK-positifs ou ALK+.

L'analyse des biomarqueurs peut être effectuée individuellement ou dans le cadre d'un panel plus large (groupe). La recherche de nombreux biomarqueurs en une seule fois est appelée séquençage de nouvelle génération (NGS). Le NGS peut trouver d'autres mutations génétiques pour lesquelles des traitements ciblés peuvent être disponibles.

Métastases minimes

S'il n'y a que quelques métastases, il est possible de les enlever ou de les détruire par la chirurgie ou par des traitements ablatifs. Les traitements ablatifs comprennent l'ablation guidée par imagerie et la radiothérapie corporelle stéréotaxique (SBRT). L'ablation détruit les cellules cancéreuses à l'aide de médicaments activés par la chaleur, le froid ou la lumière. La SBRT est un type de radiothérapie externe hautement spécialisée qui nécessite 5 séances de traitement ou moins.

Si la chirurgie est possible, un traitement systémique et/ou une RTE peuvent être utilisés après l'opération pour tuer les cellules cancéreuses restantes. Si les métastases ne peuvent pas être retirées chirurgicalement, un traitement systémique et/ou des traitements locaux sont recommandés. Les traitements locaux comprennent la RTE et l'ablation. Si le traitement systémique fonctionne bien, la chirurgie peut devenir une option.

Métastases étendues

S'il y a de nombreuses nouvelles zones de développement du cancer en dehors du bassin, un traitement systémique est recommandé. La chimiothérapie est généralement administrée en premier lieu en cas de maladie récidivante et métastatique. Il existe plusieurs schémas thérapeutiques de première intention. La plupart comprennent la doxorubicine (Adriamycine). **Reportez-vous au Guide 5**.

Si le cancer présente certains biomarqueurs, un traitement ciblé avec un inhibiteur de la tyrosine kinase (TKI) peut être un meilleur choix que la chimiothérapie. Un petit nombre de sarcomes utérins présentent un biomarqueur appelé fusion du gène *NTRK*. Le traitement par TKI sera envisagé pour ces cancers. Il sera également envisagé pour les TMI avec translocation *ALK*.

La RTE palliative peut être utilisée en complément d'un traitement systémique. L'objectif est de réduire la taille de la ou des tumeur(s) afin de soulager ou de prévenir les symptômes. Une alternative à tout traitement à ce stade est de commencer des soins de soutien (également appelés soins palliatifs).

Comme le cancer ne peut pas être guéri, les soins de soutien ont pour but de vous soulager et de vous aider à garder le cancer sous contrôle. Les soins de soutien peuvent également vous aider à vivre plus longtemps, à améliorer votre alimentation et à vous sentir mieux de manière générale. Lorsqu'ils sont utilisés pour des cancers avancés, les soins de soutien sont souvent appelés soins palliatifs.

La participation à un essai clinique peut également être une option. Demandez à votre équipe de traitement s'il existe un essai clinique ouvert auquel vous pouvez participer. Les essais cliniques sont abordés plus en détail à la fin de la ***partie 3*** : ***traitements du cancer de l'utérus.***

Traitement systémique de deuxième intention et au-delà

Si le cancer ne répond pas ou plus au traitement systémique de première intention, il existe d'autres options. D'autres schémas thérapeutiques de première intention figurant dans le **Guide 5** peuvent être essayés. Dans le cas contraire, les schémas thérapeutiques qui peuvent être essayés ensuite (schémas thérapeutiques de deuxième intention) sont énumérés dans le **Guide 7**. Si la tumeur présente certains biomarqueurs, une immunothérapie ou un traitement ciblé peut être envisagé.

Guide 7
Traitement de deuxième intention ou après un traitement systémique pour une maladie avancée, récidivante/métastatique ou inopérable

Schémas thérapeutiques recommandés	• Trabectedine (uniquement pour uLMS) • Gemcitabine + dacarbazine • Gemcitabine + vinorelbine • Dacarbazine • Gemcitabine • Épirubicine	• Ifosfamide • Doxorubicine liposomale • Pazopanib • Temozolomide • Éribuline
Schémas thérapeutiques pouvant être utilisés dans certains cas	**Pour les PEComes :** • Sirolimus • Évérolimus • Temsirolimus **Pour les tumeurs TMB-H :** • Pembrolizumab **Pour les uLMS avec altération de *BRCA2* :** • Olaparib • Rucaparib • Niraparib	

Points clés

- Les sarcomes utérins sont rares. Ils prennent naissance dans la paroi ou les muscles de l'utérus.
- Les sarcomes utérins peuvent se propager rapidement et être difficiles à traiter. Ils sont souvent découverts après une hystérectomie pratiquée pour d'autres raisons ou lors d'une intervention chirurgicale visant à retirer les fibromes.

Tests

- Des examens d'imagerie sont nécessaires avant de commencer le traitement. Une TDM du thorax, de l'abdomen et du bassin avec contraste est recommandée. Vous pouvez également passer une IRM du bassin, de l'abdomen ou des deux.
- Si ces tests ne sont pas clairs, une TEP/TDM peut être demandée. Les autres techniques d'imagerie sont individualisées.
- Les tests des récepteurs hormonaux seront envisagés pour l'ESS, l'uLMS et les adénosarcomes. Cela permet de décider si les ovaires doivent être retirés pour les femmes en âge de procréer.

Sarcome découvert par biopsie ou ablation d'un fibrome

- L'hystérectomie totale est recommandée lorsque cela est possible. La décision de faire une SOB est individuelle pour les personnes en âge de procréer. La SOB est souvent recommandée si le cancer est positif aux récepteurs hormonaux.
- Si vous ne voulez ou ne pouvez pas subir d'intervention chirurgicale, un traitement systémique, une radiothérapie externe ou les deux sont recommandés.

Sarcome découvert lors d'une hystérectomie antérieure

- Si la tumeur n'a pas été retirée en un seul morceau ou si le col de l'utérus n'a pas été retiré, vous devrez peut-être subir une autre intervention chirurgicale pour enlever le cancer et le col de l'utérus restant.
- Si vos ovaires et vos trompes de Fallope n'ont pas été retirés pendant l'hystérectomie, ils le seront peut-être à ce stade. Il peut s'agir du meilleur choix pour les ESS de bas grade, les adénosarcomes ou les tumeurs à récepteurs d'œstrogènes positifs.

Surveillance

- Des examens physiques sont recommandés tous les 3 ou 4 mois au cours des 2 ou 3 premières années suivant le traitement. Ensuite, les examens sont effectués une ou deux fois par an.
- L'imagerie est recommandée tous les 3 à 6 mois pendant les 3 premières années suivant le traitement. Au cours des années 4 et 5, l'imagerie est recommandée tous les 6 à 12 mois.
- Vous pourrez avoir recours à l'imagerie tous les 1 ou 2 ans pendant encore 5 ans. Il s'agit d'une démarche individuelle.

Récidive

- Après une hystérectomie et une SOB, le cancer peut revenir dans le vagin, dans des zones proches du vagin ou dans des zones éloignées du bassin.
- Le traitement de la récidive dépend de la localisation de la nouvelle tumeur cancéreuse et du fait que vous ayez ou non bénéficié d'une radiothérapie externe.

6
Survie

La survie se concentre sur les problèmes physiques, émotionnels et financiers propres aux survivants du cancer. Gérer les effets indésirables à long terme du cancer et de son traitement, rester en contact avec son médecin traitant et adopter un mode de vie sain sont des éléments importants de la survie.

Une fois le traitement du cancer terminé, votre médecin traitant, également appelé médecin généraliste, jouera un rôle clé dans votre prise en charge. Votre oncologue (médecin spécialiste du cancer) et votre médecin traitant doivent travailler ensemble pour s'assurer que vous recevez les soins de suivi dont vous avez besoin. Pour vous aider, demandez à votre oncologue de vous remettre un plan de soins de survie écrit qui comprend les éléments suivants :

- Un résumé de l'historique de votre traitement contre le cancer, y compris les interventions chirurgicales, les traitements par radiothérapie et/ou la chimiothérapie
- Une description des effets indésirables possibles à court terme, à long terme et tardifs
- Des recommandations pour la surveillance du retour du cancer
- Des informations sur le moment où votre prise en charge sera transférée à votre médecin traitant
- Les rôles et responsabilités clairs pour l'équipe soignante en cancérologie et votre médecin traitant
- Des recommandations sur votre santé et votre bien-être en général

Prêter attention à toute récidive ou propagation

Votre équipe de traitement du cancer et votre médecin traitant travailleront ensemble pour s'assurer que vous obtenez les tests de suivi recommandés. Mais vous aurez aussi une tâche à accomplir, celle de porter une attention particulière à votre corps.

Certains types de cancer peuvent réapparaître sans signes avant-coureurs. Si le cancer de l'utérus réapparaît, il se manifeste souvent par des symptômes que vous pouvez ressentir ou remarquer. Votre médecin vous informera sur les symptômes qui peuvent indiquer que le cancer de l'utérus est de retour ou s'est propagé. Voici quelques exemples :

- Saignement vaginal
- Sang dans les urines ou les selles
- Perte d'appétit
- Perte de poids
- Douleur au niveau de l'estomac, de l'abdomen, des hanches ou du dos
- Toux
- Essoufflement
- Gonflement de la région de l'estomac ou des jambes

Si vous remarquez l'un de ces symptômes, contactez immédiatement votre médecin. N'attendez pas votre prochaine visite.

Effets précoces, tardifs et à long terme

Certains effets indésirables du traitement du cancer de l'utérus peuvent commencer rapidement et durer plus longtemps que prévu. D'autres peuvent n'apparaître que longtemps après la fin du traitement. De nombreuses survivantes du cancer de l'utérus connaissent des changements dans leurs fonctions intestinales, urinaires et sexuelles.

Ménopause précoce

Si vous n'êtes pas ménopausée, la chirurgie visant à retirer les deux ovaires (ou la radiothérapie du bassin entier) provoquera la ménopause. C'est ce qu'on appelle la ménopause chirurgicale. Elle est causée par la chute brutale des œstrogènes dans l'organisme. Cette baisse peut entraîner des symptômes de la ménopause, notamment :

- Bouffées de chaleur
- Problèmes de sommeil
- Sueurs nocturnes
- Prise de poids
- Changements d'humeur
- Amincissement, assèchement et irritation de la muqueuse vaginale (atrophie vaginale)

Lorsqu'ils sont causés par une intervention chirurgicale, les symptômes de la ménopause peuvent être soudains et plus marqués. Il existe également des risques à long terme liés à un manque d'œstrogènes. Il s'agit notamment de problèmes cardiaques ou vasculaires (maladies cardiovasculaires) et de perte osseuse (ostéoporose).

Traitement hormonal substitutif

Si vous présentez des symptômes de ménopause chirurgicale, votre médecin pourra vous proposer un traitement hormonal substitutif (THS). L'une des options est le THS systémique. L'œstrogène est administré sous forme de pilule par voie orale ou de patch placé sur la peau. Une autre option de THS est la crème ou les comprimés vaginaux d'œstrogènes. Ce type de traitement peut être la meilleure option pour les symptômes qui affectent principalement le vagin, comme la sécheresse vaginale. Il est recommandé de discuter avec une équipe spécialisée dans les symptômes de la ménopause afin de déterminer si ce traitement vous convient.

Changements au niveau de l'intestin et de la vessie

Après une intervention chirurgicale ou une radiothérapie pour un cancer de l'utérus, il peut être plus difficile de retenir l'urine dans la vessie. C'est ce qu'on appelle l'incontinence urinaire. Vous pouvez également ressentir un besoin urgent d'uriner (miction impérieuse), c'est-à-dire une envie soudaine et forte d'uriner. Des selles liquides et/ou fréquentes (diarrhée) sont également possibles.

Physiothérapie du plancher pelvien

Le plancher pelvien est un groupe de muscles qui soutient les organes du bassin. Ces muscles jouent un rôle clé dans le contrôle des intestins et de la vessie, ainsi que dans la fonction sexuelle et l'excitation. Il existe des moyens de renforcer ces muscles avant et après le traitement. C'est ce qu'on appelle la physiothérapie du plancher pelvien, et certains professionnels de la santé sont spécialisés dans ce domaine. La thérapie du plancher pelvien peut inclure des exercices à faire chez soi pour resserrer et relâcher les muscles vaginaux et anaux (exercices de Kegel), ainsi que des techniques manuelles pratiquées par un kinésithérapeute. Demandez à votre équipe de traitement de vous aider à trouver un spécialiste du plancher pelvien dans votre région.

Bien-être sexuel et vaginal

Après le traitement du cancer de l'utérus, vous pouvez avoir des effets indésirables d'ordre sexuel, notamment :

- Diminution du désir sexuel (libido)
- Sécheresse vaginale
- Douleur pendant les rapports sexuels
- Rétrécissement et raccourcissement du vagin (sténose vaginale)

Hydratants vaginaux

L'âge avancé, la ménopause et certains traitements du cancer de l'utérus peuvent entraîner une sécheresse et une perte d'élasticité du vagin. Pour compenser cet effet indésirable, l'utilisation d'hydratants vaginaux à base d'eau est encouragée. Les hydratants vaginaux rétablissent l'hydratation du vagin et aident à maintenir le tissu vaginal en bonne santé. Ils peuvent être utilisés quotidiennement et nombre d'entre eux sont fournis avec des applicateurs pour faciliter leur utilisation.

Dilatation vaginale

La radiothérapie de la région pelvienne peut entraîner un raccourcissement et un rétrécissement du vagin. C'est ce qu'on appelle une sténose vaginale. La sténose vaginale peut rendre inconfortables, voire douloureux, les rapports sexuels ou les examens vaginaux pratiqués par un médecin. Un traitement par dilatateur vaginal peut être utile. Un dilatateur vaginal est un dispositif utilisé pour étirer ou élargir progressivement le vagin. Vous pouvez commencer à utiliser un dilatateur dès 2 à 4 semaines après la fin de la radiothérapie et continuer à l'utiliser aussi longtemps que vous le souhaitez. Les dilatateurs vaginaux existent en plusieurs tailles. Des kits de dilatation contenant des dilatateurs de différentes tailles sont également disponibles. La taille du dilatateur peut être augmentée au fil du temps, à mesure que le vagin s'allonge et s'élargit.

Sexothérapeutes

Bien qu'il puisse être gênant de parler de santé sexuelle, n'oubliez pas que ces effets indésirables sont courants et qu'il est souvent possible de les prendre en charge ou de les atténuer. Envisagez de consulter un sexothérapeute. Ces professionnels de la santé sont formés pour aider les survivants du cancer et d'autres personnes à surmonter et à gérer les effets indésirables des traitements contre le cancer sur le plan sexuel. De nombreux centres de traitement du cancer ont des programmes axés uniquement sur la santé sexuelle après le traitement du cancer. Demandez à votre médecin quelles sont les ressources disponibles dans votre centre de cancérologie qui peuvent vous aider à minimiser l'impact du traitement du cancer sur votre santé sexuelle.

Autres effets indésirables physiques

Outre les effets sur les fonctions intestinale, vésicale et sexuelle, des effets plus généraux tels que la fatigue, les difficultés respiratoires et les troubles du sommeil sont fréquents.

La radiothérapie du bassin peut affaiblir les os du bassin. Cela vous expose à un risque accru de fractures. Votre médecin peut commencer à surveiller la densité de vos os.

La chimiothérapie peut endommager les nerfs sensoriels. C'est ce qu'on appelle une neuropathie. Les dommages peuvent provoquer des douleurs, des engourdissements, des picotements, des gonflements ou une faiblesse musculaire dans différentes parties du corps. Elle commence généralement dans les mains ou les pieds et s'aggrave avec le temps. La douleur neuropathique est souvent décrite comme une douleur lancinante ou brûlante.

Le traitement du cancer de l'utérus implique souvent l'ablation des ganglions lymphatiques au cours d'une intervention chirurgicale. La lymphe peut ne pas s'écouler correctement après l'ablation des ganglions lymphatiques. Cela peut entraîner un lymphœdème. Le lymphœdème est un gonflement causé par une accumulation de liquide lymphatique dans les tissus. Chez les survivantes du cancer de l'utérus, elle se manifeste le plus souvent dans la partie inférieure du corps.

Demandez à votre équipe de traitement une liste complète des effets indésirables possibles à court et à long terme.

Santé mentale

Les effets du cancer de l'utérus et de son traitement peuvent être difficiles à supporter. De nombreux survivants déclarent avoir une qualité de vie globalement inférieure après le traitement du cancer. La dépression, l'anxiété, la peur de la récidive et la difficulté à s'adapter aux changements corporels sont autant de troubles possibles. De nombreuses personnes sont également confrontées à des facteurs de stress financiers, tels que des inquiétudes ou des hésitations concernant le retour au travail et des problèmes de prise en charge de l'assurance. Les relations personnelles, la sexualité et l'intimité peuvent également être affectées par un diagnostic de cancer ou son traitement.

Si vous êtes anxieuse, angoissée, déprimée ou si vous avez simplement du mal à faire face à la vie après un cancer, vous n'êtes pas seule. Informez votre équipe de traitement de ces symptômes. Attendez-vous à ce que votre équipe de traitement vous pose des questions sur votre santé mentale. Si ce n'est pas le cas, lancez le sujet. Il existe de nombreuses ressources qui peuvent améliorer la santé mentale et le bien-être des survivants du cancer. Les travailleurs sociaux de votre centre de traitement sont souvent d'excellentes personnes pour vous mettre en contact avec des ressources financières et de santé mentale.

Pour plus d'informations, consultez les *NCCN Guidelines for Patients : Détresse psychologique et soins contre le cancer* sur NCCN.org/patientguidelines et sur l'application NCCN Patient Guides for Cancer

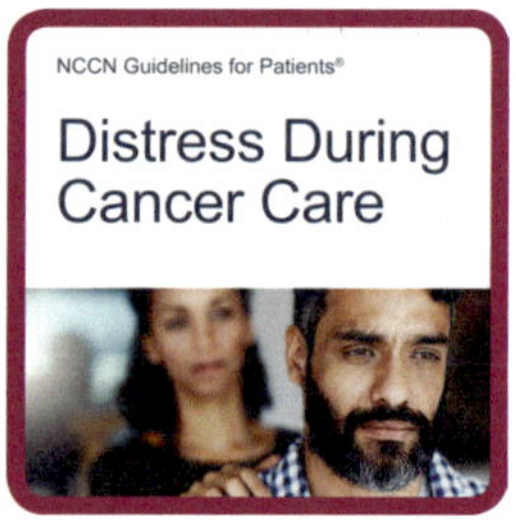

Habitudes saines

Il est important de surveiller le retour du cancer de l'utérus après la fin du traitement. Mais il est également important de veiller à d'autres aspects de votre santé. Les mesures que vous pouvez prendre pour prévenir d'autres problèmes de santé et améliorer votre qualité de vie sont décrites ci-dessous.

Dépistage du cancer

Faites-vous dépister pour d'autres types de cancer, comme le cancer du sein, le cancer de la peau et le cancer colorectal. Votre médecin traitant peut vous indiquer les tests de dépistage recommandés en fonction de votre âge et de votre niveau de risque. Si le col de l'utérus et/ou les ovaires n'ont pas été enlevés dans le cadre du traitement, demandez à votre médecin s'il est possible de procéder à un dépistage de ces types de cancer.

Autres soins de santé

Obtenez d'autres soins de santé recommandés pour votre âge, tels que le contrôle de la tension artérielle, le dépistage de l'hépatite C et les vaccinations (comme le vaccin contre la grippe).

Régime alimentaire et exercice physique

Un mode de vie sain inclut le maintien d'un poids sain. Essayez de faire de l'exercice à une intensité modérée pendant au moins 150 minutes par semaine. Veillez à toujours consulter votre médecin avant de commencer un nouveau programme d'exercices.

Adoptez un régime alimentaire sain comprenant beaucoup d'aliments d'origine végétale. L'alcool peut augmenter le risque de certains cancers. Buvez peu, voire pas d'alcool.

Arrêter de fumer

Si vous êtes fumeuse, arrêtez ! Votre médecin peut vous fournir des conseils sur la manière d'arrêter de fumer ou vous orienter vers un spécialiste.

Plus d'informations

Pour plus d'informations sur la survie, les documents suivants sont disponibles à l'adresse suivante NCCN.org/patientguidelines et sur l'application NCCN Patient Guides for Cancer :

- *Soins aux survivants pour une vie saine*
- *Soins aux survivants pour les effets tardifs et à long terme liés au cancer*

Ai-je besoin d'un deuxième avis ?

Le cancer de l'utérus est un diagnostic grave. Envisagez de rencontrer un autre médecin pour voir s'il est d'accord avec votre diagnostic et votre plan de traitement. De plus amples informations sur la recherche d'un deuxième avis sont fournies dans le chapitre suivant.

Ces ressources abordent des sujets pertinents pour les survivantes d'un cancer de l'utérus, notamment :

- Anxiété, dépression et détresse
- Fatigue
- Douleur
- Troubles sexuels
- Problèmes de sommeil
- Modes de vie sains
- Vaccinations
- Emploi, assurance et invalidité

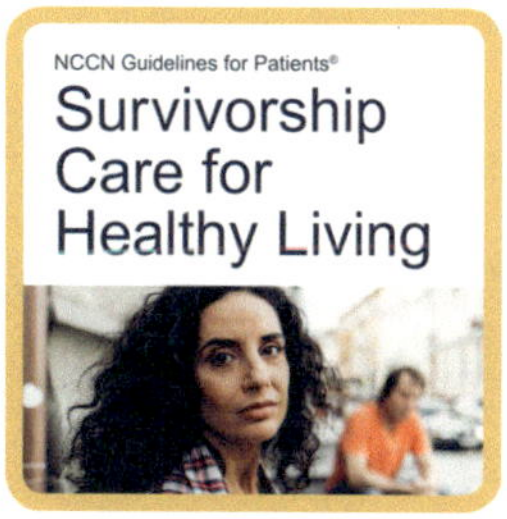

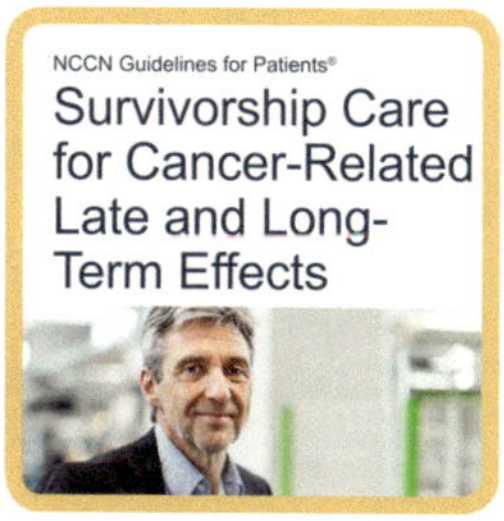

7

Prendre des décisions thérapeutiques

Il est primordial que vous soyez à l'aise avec le traitement choisi. Cette décision implique une conversation franche et honnête avec votre équipe soignante.

Le choix vous appartient

Dans le cadre d'une prise de décision partagée, vous échangez des informations avec votre équipe soignante, discutez des options et convenez d'un plan de traitement. Cela commence par une conversation franche et honnête entre vous et votre équipe.

Les décisions relatives au traitement sont très personnelles. Ce qui est important pour vous ne l'est pas forcément pour quelqu'un d'autre :

- Ce que vous voulez et en quoi cela peut différer de ce que les autres veulent
- Vos croyances religieuses et spirituelles
- Vos sentiments à l'égard de certains traitements
- Vos sentiments concernant la douleur ou les effets indésirables
- Le coût du traitement, les déplacements vers les centres anticancéreux et les absences de l'école ou du travail
- La qualité et la durée de vie
- Votre degré d'activité et les activités qui sont importantes pour vous

Réfléchissez à ce que vous attendez du traitement. Discutez ouvertement des risques et des avantages de certains traitements et certaines procédures. Évaluez les options et partagez vos inquiétudes avec votre médecin. Si vous prenez le temps d'établir une relation de confiance avec votre équipe, vous vous sentirez soutenue lors de l'examen des options et de la décision thérapeutique.

Deuxième avis

Il est normal de vouloir commencer le traitement le plus tôt possible. Même s'il ne faut pas ignorer le cancer, vous avez le temps de demander à un autre spécialiste du cancer d'examiner les résultats de vos tests et de vous proposer un plan de traitement. Il s'agit d'obtenir un deuxième avis, et c'est une démarche normale dans la prise en charge du cancer. Même les médecins demandent un deuxième avis !

Comment vous préparer au mieux ?

- Vérifiez auprès de votre compagnie d'assurance quelles sont ses règles en matière de deuxième avis. Il se peut que vous ayez à débourser des frais pour consulter des médecins qui ne font pas partie de votre régime d'assurance.
- Faites en sorte que des copies de tous vos dossiers soient envoyées au médecin que vous consulterez pour un deuxième avis.

Groupes de soutien

De nombreuses personnes ayant reçu un diagnostic de cancer jugent les groupes de soutien utiles. Les groupes de soutien comprennent souvent des personnes à différents stades du traitement. Certaines personnes viennent d'être diagnostiquées, d'autres ont terminé leur traitement. Si votre hôpital ou votre communauté ne dispose pas de groupes de soutien pour les personnes atteintes d'un cancer, consultez les sites Internet indiqués dans cet ouvrage.

Questions à poser

Vous trouverez dans les pages qui suivent une liste de questions à poser à votre équipe thérapeutique. N'hésitez pas à utiliser ces questions ou à formuler les vôtres. Définissez clairement vos objectifs thérapeutiques et renseignez-vous sur ce que vous pouvez attendre du traitement.

Questions sur les tests de dépistage du cancer

1. Quels sont les examens que je dois passer ?
2. Les tests présentent-ils des risques ?
3. Mon assurance prendra-t-elle en charge les tests de dépistage du cancer ?
4. Dois-je faire quelque chose pour me préparer aux tests ?
5. Dois-je venir accompagnée aux rendez-vous ?
6. Où dois-je me rendre pour passer les tests et combien de temps cela prendra-t-il ?
7. Si l'un des tests est douloureux, que ferez-vous pour me soulager ?
8. Dans combien de temps vais-je connaître les résultats et qui me les expliquera ?
9. Puis-je avoir une copie du rapport de pathologie et des autres résultats des examens ?
10. Existe-t-il un portail en ligne avec les résultats de mes tests ?

Questions sur les options thérapeutiques

1. Quelles sont mes options thérapeutiques ?
2. L'essai clinique est-il une option pour moi ?
3. Que se passera-t-il si je ne fais rien ?
4. Suggérez-vous d'autres options que celles recommandées par le NCCN ? Si oui, pourquoi ?
5. Comment mon âge, mon sexe, mon état de santé général et d'autres facteurs influencent-ils mes options ?
6. Que se passe-t-il si je suis enceinte ou si je prévois de l'être ?
7. Y a-t-il une option qui permet de guérir ou contrôler le cancer à long terme ?
8. Quels sont les effets indésirables des traitements ?
9. Comment obtenir un deuxième avis ?
10. Combien de temps ai-je pour décider du traitement, et y a-t-il un travailleur social ou quelqu'un qui peut m'aider à prendre une décision ?

Questions sur ce à quoi s'attendre

1. Cet hôpital ou ce centre de cancérologie offre-t-il le meilleur traitement pour moi ?
2. Ai-je le choix de la date du début de traitement ?
3. Quelle est la durée du traitement ?
4. Mon assurance couvrira-t-elle le traitement que vous recommandez ?
5. Existe-t-il des programmes pour m'aider à payer le traitement ?
6. Quels sont les soins et les services de soutien mis à ma disposition et à celle de mes aidants ?
7. À qui dois-je m'adresser pour poser des questions ou faire part de mes préoccupations si le cabinet est fermé ?
8. Comment saurez-vous que le traitement est efficace ?
9. Quels sont les risques d'aggravation ou de retour du cancer ?
10. Quels sont les soins de suivi nécessaires après le traitement ?

Questions sur les effets indésirables

1. Quelles sont les complications et les effets indésirables possibles du traitement ?
2. Le cancer lui-même provoque-t-il des effets indésirables ?
3. Quels sont les effets indésirables les plus fréquents et combien de temps durent-ils ?
4. Quels sont les effets indésirables graves ou potentiellement mortels ?
5. Existe-t-il des effets indésirables permanents ou à long terme ?
6. Quels symptômes dois-je signaler immédiatement et qui dois-je contacter ?
7. Que puis-je faire pour prévenir ou soulager les effets indésirables de ce traitement ?
8. Certains médicaments aggravent-ils les effets indésirables ?
9. Certains effets indésirables s'atténuent-ils ou s'aggravent-ils avec le temps ?
10. Allez-vous arrêter le traitement ou le modifier en cas d'effets indésirables graves ?

Questions sur les essais cliniques

1. Me recommandez-vous d'envisager un essai clinique pour le traitement ?
2. Comment puis-je trouver des essais cliniques auxquels je peux participer ?
3. Quels sont les traitements utilisés dans l'essai clinique ?
4. Le traitement a-t-il été utilisé pour d'autres types de cancer ?
5. Quels sont les risques et les avantages de ce traitement ?
6. Quels sont les effets indésirables auxquels je dois m'attendre et comment seront-ils pris en charge ?
7. Combien de temps vais-je rester dans l'essai clinique ?
8. Pourrais-je recevoir un autre traitement si celui-ci ne fonctionne pas ?
9. Comment saurez-vous que le traitement est efficace ?
10. L'essai clinique me coûtera-t-il quelque chose ?

Ressources

American Association for Cancer Research (AACR)
aacr.org

American Cancer Society (ACS)
cancer.org/cancer/endometrial-cancer.html

cancer.org/cancer/uterine-sarcoma.html

CancerCare
cancercare.org

Cancer.Net
cancer.net/cancer-types/cancer-utérin

Cancer Support Community
cancerupportcommunity.org

ECANA : Endometrial Cancer Action Network for African-Americans
ecanawomen.org

FORCE : Facing Our Risk of Cancer Empowered
facingourrisk.org

Foundation for Women's Cancer
foundationforwomenscancer.org

Go Girls
gogirlssupport.org

GOG Foundation
gog.org

National Cancer Institute (NCI)
cancer.gov/types/uterine

National Coalition for Cancer Survivorship
canceradvocacy.org

Ressources du NCCN pour les patients et les soignants
nccn.org/patientresources

NRG Oncologie
nrgoncology.org

Ovarian Cancer Research Alliance (OCRA)
ocrahope.org

PAN Foundation
panfoundation.org

SHARE
sharecancersupport.org

Base de données des essais cliniques de la National Library of Medicine des États-Unis
clinicaltrials.gov

Mots clés

abdomen
Zone du ventre située entre le thorax et le bassin.

adénocarcinome
Cancer des cellules qui tapissent les organes et produisent les fluides. La plupart des cancers de l'endomètre sont des adénocarcinomes.

ascites
Accumulation anormale de liquide dans le ventre (abdomen) ou le bassin.

biopsie
Prélèvement de petites quantités de tissu ou de liquide en vue d'un test de dépistage de la maladie.

salpingo-ovariectomie bilatérale (SOB)
Chirurgie visant à retirer les deux ovaires et les deux trompes de Fallope.

curiethérapie
Type de radiothérapie dans lequel du matériel radioactif scellé dans des aiguilles, des grains, des fils, des cylindres ou des cathéters est placé directement dans ou près d'une tumeur. Également appelée radiothérapie interne.

antigène tumoral 125 (CA-125)
Un taux élevé de cette substance dans le sang peut signifier que le cancer de l'endomètre s'est propagé au-delà de l'utérus.

grade du cancer
Évaluation de l'aspect des cellules cancéreuses anormales au microscope.

stade du cancer
Évaluation des perspectives d'un cancer en fonction de sa croissance et de sa propagation.

carcinosarcome
Type de cancer de l'endomètre à haut risque. Également connu sous le nom de tumeur müllérienne mixte maligne (MMMT).

col de l'utérus
Partie inférieure de l'utérus reliée au vagin (filière génitale).

carcinome à cellules claires
Type de cancer de l'endomètre à haut risque.

essai clinique
Type de recherche impliquant des personnes qui évalue des tests ou des médicaments expérimentaux.

tomodensitométrie (TDM)
Examen qui utilise des rayons X sous plusieurs angles pour obtenir une image de l'intérieur du corps.

contraste
Substance introduite dans votre corps pour rendre les images plus précises lors des examens d'imagerie.

réduction tumorale (debulking)
Intervention chirurgicale pour retirer le maximum de cellules cancéreuses. Également appelée chirurgie cytoréductive.

traitement endocrinien
Traitement qui arrête la fabrication ou l'action des hormones dans l'organisme. Également appelée hormonothérapie.

cancer endométrioïde
Type le plus courant de cancer de l'endomètre.

endomètre
Couche de tissu qui tapisse l'utérus.

radiothérapie externe (RTE)
Traitement du cancer par radiations reçues à partir d'une machine située à l'extérieur du corps.

trompe de Fallope
Tube fin par lequel l'ovule passe de l'ovaire à l'utérus.

conseiller en génétique
Expert en santé qui a reçu une formation spéciale pour aider les patients à comprendre les changements dans les gènes qui sont liés à la maladie.

oncologue gynécologue
Chirurgien spécialisé dans les cancers qui se développent dans les organes reproducteurs féminins. De nombreux oncologues gynécologues sont également oncologues médicaux.

récepteur 2 du facteur de croissance épidermique humain (HER2)
Protéine impliquée dans la croissance normale des cellules. Peut être produite en quantités supérieures à la normale par certains types de cellules cancéreuses. Cela peut accélérer la croissance du cancer.

perfusion
Méthode d'administration lente de médicaments par une aiguille dans une veine.

lymphe
Liquide clair contenant des globules blancs qui combattent les infections et les maladies.

ganglions lymphatiques
Petits groupes de cellules spéciales qui combattent la maladie et qui sont réparties dans tout le corps.

syndrome de Lynch
Changements anormaux dans les gènes qui augmentent les risques de développer un cancer du côlon, du rectum, de l'endomètre, de l'ovaire ou d'autres cancers. Il est également appelé syndrome du cancer colorectal héréditaire sans polypose (HNPCC).

oncologue médical
Médecin expert dans le traitement du cancer par des médicaments tels que la chimiothérapie. De nombreux oncologues médicaux se spécialisent dans des cancers spécifiques, tels que les cancers gynécologiques ou les sarcomes.

ménopause
Période de la vie où les ovaires cessent de produire des hormones et où les règles cessent.

métastase
Propagation des cellules cancéreuses de la première tumeur à une autre partie du corps.

métastases microscopiques
Cellules cancéreuses qui se sont propagées de la première tumeur à une autre partie du corps et qui sont trop petites pour être visibles à l'œil nu.

neuropathie
Problème nerveux qui provoque des douleurs, des picotements et des engourdissements dans les mains et les pieds.

observation
Période d'observation vigilante de la croissance ou de la récidive du cancer.

ovaire
Organe qui fabrique les ovules pour la reproduction et qui produit des hormones.

pathologiste
Médecin spécialisé dans l'analyse des cellules et des tissus pour diagnostiquer des maladies.

examen pelvien
Examen physique du vagin, du col de l'utérus, de l'utérus, des trompes de Fallope et des ovaires.

bassin
Zone du corps située entre les os de la hanche.

cavité péritonéale
Espace à l'intérieur du ventre (abdomen) qui contient les organes abdominaux tels que les intestins, l'estomac et le foie.

lavage péritonéal
Test dans lequel un liquide spécial est utilisé pour laver l'intérieur du ventre (cavité péritonéale) afin de vérifier la présence de cellules cancéreuses.

péritoine
Couche de tissu qui tapisse l'intérieur du ventre (abdomen) et du bassin et qui recouvre la plupart des organes situés dans cet espace.

chimiothérapie à base de platine
Traitement avec deux ou plusieurs médicaments de chimiothérapie, dont le principal est à base de platine. Ces médicaments comprennent le cisplatine et le carboplatine.

tomographie par émission de positrons (TEP)
Test qui utilise un radiotraceur à base de sucre (une forme de sucre qui est introduite dans votre corps et qui libère une petite quantité d'énergie qui est absorbée par les cellules actives) pour visualiser la forme et le fonctionnement des organes et des tissus à l'intérieur de votre corps.

radiologue
Médecin expert dans l'interprétation des examens d'imagerie.

récidive
Retour d'un cancer après un traitement. Également appelée rechute.

schéma (thérapeutique)
Plan de traitement qui spécifie le(s) médicament(s), la dose, le calendrier et la durée du traitement.

appareil reproducteur
Groupe d'organes qui travaillent ensemble pour la reproduction sexuelle. L'appareil reproducteur féminin comprend les ovaires, les trompes de Fallope, l'utérus, le col de l'utérus et le vagin.

carcinome séreux
Type de cancer de l'endomètre à haut risque.

soins de soutien
Soins prodigués pour améliorer la qualité de vie des personnes atteintes d'un cancer. Aident à prévenir ou à soulager les symptômes causés par le cancer ou son traitement. Également appelés soins palliatifs.

ménopause chirurgicale
Arrêt des menstruations provoqué par une intervention chirurgicale visant à retirer les ovaires.

stadification chirurgicale
Processus de détermination du stade (étendue) du cancer au cours de l'intervention chirurgicale visant à retirer le cancer.

traitement ciblé
Traitement médicamenteux qui se concentre sur des caractéristiques spécifiques ou uniques des cellules cancéreuses.

tumeur
Masse anormale formée par la prolifération de cellules.

carcinome indifférencié/dédifférencié
Type de cancer de l'endomètre à haut risque.

salpingo-ovariectomie unilatérale (SOU)
Chirurgie qui consiste à enlever un ovaire et la trompe de Fallope qui y est attachée.

utérus
Organe dans lequel le fœtus grandit et se développe pendant la grossesse. Également appelé matrice.

vagin
Tube musculaire par lequel les bébés naissent.

lavage
Échantillon de liquide testé pour déceler des cellules cancéreuses après avoir été utilisé pour « laver » l'intérieur du ventre (cavité péritonéale).

Contributeurs du NCCN

Ce guide patient est basé sur les NCCN Clinical Practice Guidelines in Oncology (NCCN Guidelines®) pour les néoplasmes utérins, version 1.2023. Il a été adapté, révisé et publié avec l'aide des personnes suivantes :

Dorothy A. Shead, MS
Senior Director
Patient Information Operations

Erin Vidic, MA
Senior Medical Writer, Patient Information

Susan Kidney
Senior Graphic Design Specialist

Les NCCN Guidelines® pour les néoplasmes utérins, version 1.2023, ont été élaborées par les membres du groupe d'experts du NCCN suivants :

Nadeem R. Abu-Rustum, MD/Chair
Memorial Sloan Kettering Cancer Center

Catheryn M. Yashar, MD/Vice Chair
UC San Diego Moores Cancer Center

*Rebecca Arend, MD
O'Neal Comprehensive Cancer Center at UAB

*Emma Barber, MD
Robert H. Lurie Comprehensive Cancer Center of Northwestern University

Kristin Bradley, MD
University of Wisconsin Carbone Cancer Center

Rebecca Brooks, MD
UC Davis Comprehensive Cancer Center

*Susana M. Campos, MD, MPH, MS
Dana-Farber/Brigham and Women's Cancer Center

Junzo Chino, MD
Duke Cancer Institute

Hye Sook Chon, MD
Moffitt Cancer Center

Christina Chu, MD
Fox Chase Cancer Center

Marta Ann Crispens, MD
Vanderbilt-Ingram Cancer Center

Shari Damast, MD
Yale Cancer Center/Smilow Cancer Hospital

Christine M. Fisher, MD, MPH
University of Colorado Cancer Center

Peter Frederick, MD
Roswell Park Comprehensive Cancer Institute

David K. Gaffney, MD, PhD
Huntsman Cancer Institute at the University of Utah

Robert Giuntoli II, MD
Abramson Cancer Center at the University of Pennsylvania

Ernest Han, MD, PhD
City of Hope National Medical Center

Jordan Holmes, MD, MPH
Indiana University Melvin and Bren Simon Comprehensive Cancer Center

Brooke E. Howitt, MD
Stanford Cancer Institute

Jayanthi Lea, MD
UT Southwestern Simmons Comprehensive Cancer Center

*Andrea Mariani, MD
Mayo Clinic Comprehensive Cancer Center

David Mutch, MD
Siteman Cancer Center at Barnes-Jewish Hospital and Washington University School of Medicine

Christa Nagel, MD
The Ohio State University Comprehensive Cancer Center - James Cancer Hospital and Solove Research Institute

Larissa Nekhlyudov, MD, MPH
Dana-Farber/Brigham and Women's Cancer Center

Mirna Podoll, MD
Vanderbilt-Ingram Cancer Center

Ritu Salani, MD, MBA
UCLA Jonsson Comprehensive Cancer Center

*John Schorge, MD
St. Jude Children's Research Hospital/ The University of Tennessee Health Science Center

*Scott Schuetze, MD, PhD
University of Michigan Rogel Cancer Center

Jean Siedel, DO, MS
University of Michigan Rogel Cancer Center

Rachel Sisodia, MD
Massachusetts General Hospital Cancer Center

Pamela Soliman, MD, MPH
The University of Texas MD Anderson Cancer Center

Stefanie Ueda, MD
UCSF Helen Diller Family Comprehensive Cancer Center

Renata Urban, MD
Fred Hutchinson Cancer Research Center/ Seattle Cancer Care Alliance

Stephanie L. Wethington, MD, MSc
The Sidney Kimmel Comprehensive Cancer Center at Johns Hopkins

*Emily Wyse
Patient Advocate

Kristine Zanotti, MD
Case Comprehensive Cancer Center/ University Hospitals Seidman Cancer Center and Cleveland Clinic Taussig Cancer Institute

Personnel du NCCN

Nicole McMillian, MS
Senior Guidelines Coordinator

Shaili Aggarwal, PhD
Oncology Scientist/Medical Writer

* A révisé ce guide patient. Pour les déclarations d'intérêt, rendez-vous sur NCCN.org/disclosures.

Centres de lutte contre le cancer du NCCN

Abramson Cancer Center
at the University of Pennsylvania
Philadelphie, Pennsylvanie
+1 800.789.7366 • pennmedicine.org/cancer

Case Comprehensive Cancer Center/
University Hospitals Seidman Cancer
Center and Cleveland Clinic Taussig
Cancer Institute
Cleveland, Ohio
+1 800.641.2422 • UH Seidman Cancer Center
uhhospitals.org/services/cancer-services
+1 866.223.8100 • CC Taussig Cancer Institute
my.clevelandclinic.org/departments/cancer
+1 216.844.8797 • Case CCC
case.edu/cancer

City of Hope National Medical Center
Duarte, Californie
+1 800.826.4673 • cityofhope.org

Dana-Farber/Brigham and Women's
Cancer Center | Massachusetts
General Hospital Cancer Center
Boston, Massachusetts
+1 617.732.5500 • youhaveus.org
+1 617.726.5130
massgeneral.org/cancer-center

Duke Cancer Institute
Durham, Caroline du Nord
+1 888.275.3853 • dukecancerinstitute.org

Fox Chase Cancer Center
Philadelphie, Pennsylvanie
+1 888.369.2427 • foxchase.org

Fred & Pamela Buffett Cancer Center
Omaha, Nebraska
+1 402.559.5600 • unmc.edu/cancercenter

Fred Hutchinson Cancer Center
Seattle, Washington
+1 206.667.5000 • fredhutch.org

Huntsman Cancer Institute
at the University of Utah
Salt Lake City, Utah
+1 800.824.2073 • huntsmancancer.org

Indiana University
Melvin and Bren Simon
Comprehensive Cancer Center
Indianapolis, Indiana
+1 888.600.4822 • www.cancer.iu.edu

Mayo Clinic
Comprehensive Cancer Center
Phoenix/Scottsdale, Arizona
Jacksonville, Floride
Rochester, Minnesota
+1 480.301.8000 • Arizona
+1 904.953.0853 • Floride
+1 507.538.3270 • Minnesota
mayoclinic.org/cancercenter

Memorial Sloan Kettering
Cancer Center
New York, New York
+1 800.525.2225 • mskcc.org

Moffitt Cancer Center
Tampa, Floride
+1 888.663.3488 • moffitt.org

O'Neal Comprehensive
Cancer Center at UAB
Birmingham, Alabama
+1 800.822.0933 • uab.edu/onealcancercenter

Robert H. Lurie Comprehensive Cancer
Center of Northwestern University
Chicago, Illinois
+1 866.587.4322 • cancer.northwestern.edu

Roswell Park Comprehensive
Cancer Center
Buffalo, New York
+1 877.275.7724 • roswellpark.org

Siteman Cancer Center at Barnes-
Jewish Hospital and Washington
University School of Medicine
St. Louis, Missouri
+1 800.600.3606 • siteman.wustl.edu

St. Jude Children's
Research Hospital/
The University of Tennessee
Health Science Center
Memphis, Tennessee
+1 866.278.5833 • stjude.org
+1 901.448.5500 • uthsc.edu

Stanford Cancer Institute
Stanford, Californie
+1 877.668.7535 • cancer.stanford.edu

The Ohio State University
Comprehensive Cancer Center -
James Cancer Hospital and
Solove Research Institute
Columbus, Ohio
+1 800.293.5066 • cancer.osu.edu

The Sidney Kimmel Comprehensive
Cancer Center at Johns Hopkins
Baltimore, Maryland
+1 410.955.8964
www.hopkinskimmelcancercenter.org

The University of Texas
MD Anderson Cancer Center
Houston, Texas
+1 844.269.5922 • mdanderson.org

UC Davis
Comprehensive Cancer Center
Sacramento, Californie
+1 916.734.5959 • +1 800.770.9261
health.ucdavis.edu/cancer

UC San Diego Moores Cancer Center
La Jolla, Californie
+1 858.822.6100 • cancer.ucsd.edu

UCLA Jonsson
Comprehensive Cancer Center
Los Angeles, Californie
+1 310.825.5268 • cancer.ucla.edu

UCSF Helen Diller Family
Comprehensive Cancer Center
San Francisco, Californie
+1 800.689.8273 • cancer.ucsf.edu

University of Colorado Cancer Center
Aurora, Colorado
+1 720.848.0300 • coloradocancercenter.org

University of Michigan
Rogel Cancer Center
Ann Arbor, Michigan
+1 800.865.1125 • rogelcancercenter.org

University of Wisconsin
Carbone Cancer Center
Madison, Wisconsin
+1 608.265.1700 • uwhealth.org/cancer

UT Southwestern Simmons
Comprehensive Cancer Center
Dallas, Texas
+1 214.648.3111 • utsouthwestern.edu/simmons

Vanderbilt-Ingram Cancer Center
Nashville, Tennessee
+1 877.936.8422 • vicc.org

Yale Cancer Center/
Smilow Cancer Hospital
New Haven, Connecticut
+1 855.4.SMILOW • yalecancercenter.org

Index

Made in the USA
Monee, IL
05 November 2026

67385760R00048